A dor
só passa
quando
você passa
por ela

CARO(A) LEITOR(A),
Queremos saber sua opinião sobre nossos livros.
Após a leitura, siga-nos no **linkedin.com/company/editora-gente**,
no TikTok **@editoragente** e no Instagram **@editoragente**,
e visite-nos no site **www.editoragente.com.br**.
Cadastre-se e contribua com sugestões, críticas ou elogios.

MIRIAN PEREIRA

A dor só passa quando você passa por ela

Fique em paz com suas emoções
e viva uma vida leve e feliz

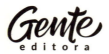

Diretora
Rosely Boschini

Gerente Editorial Sênior
Rosângela de Araujo Pinheiro Barbosa

Editora
Natália Domene Alcaide

Assistente Editorial
Mariá Moritz Tomazoni

Produção Gráfica
Leandro Kulaif

Preparação
Débora Spanamberg Wink

Capa
Miriam Lerner

Projeto Gráfico
Márcia Matos

Adaptação e Diagramação
Renata Zucchini

Revisão
Júlia Rodrigues
Andresa Vidal

Imagem de Capa
AlonaMAs

Impressão
Edições Loyola

Copyright © 2024 by Mirian Pereira
Todos os direitos desta edição
são reservados à Editora Gente.
R. Dep. Lacerda Franco, 300 – Pinheiros
São Paulo, SP – CEP 05418-000
Telefone: (11) 3670-2500
Site: www.editoragente.com.br
E-mail: gente@editoragente.com.br

Dados Internacionais de Catalogação na Publicação (CIP)
Angélica Ilacqua CRB-8/7057

Pereira, Mirian
 A dor só passa quando você passa por ela : fique em paz com suas emoções e viva uma vida leve e feliz / Mirian Pereira. - São Paulo : Editora Gente, 2024.
 192 p.

ISBN 978-65-5544-550-3

1. Desenvolvimento pessoal 2. Sofrimento 3. Superação I. Título

24-4427 CDD 158.1

Índices para catálogo sistemático:
1. Desenvolvimento pessoal

Nota da publisher

Vivemos em uma época em que a exaustão emocional e a sobrecarga são parte constante da vida de muitas mulheres. A dificuldade de lidar com traumas emocionais que parecem nos aprisionar em ciclos de sofrimento é um problema comum, mas frequentemente negligenciado. Precisamos aprender a olhar para essas dores com coragem, transformando-as em crescimento pessoal.

No livro **A dor só passa quando você passa por ela**, Mirian Pereira apresenta uma proposta corajosa e acolhedora para enfrentar as dores emocionais que tantas de nós carregamos. Com base em suas experiências pessoais e em sua atuação como psicóloga e mentora de mulheres, Mirian traz um método valioso para guiar o leitor em uma jornada de autodescoberta e superação.

A relevância desse tema é indiscutível. As pressões da vida moderna, especialmente para as mulheres que tentam equilibrar múltiplos papéis, são imensas. Mirian nos convida a refletir sobre nossas próprias vivências, resgatar nossa felicidade e encontrar paz em meio ao caos.

Ao ler este livro, você aprenderá a identificar suas prioridades, a viver o presente com mais leveza e a realizar mudanças precisas para uma vida mais plena. Ao final, estará preparada para ressignificar sua própria história e encontrar um novo caminho de felicidade e paz emocional. Convido você a embarcar nessa jornada transformadora. Tenho certeza de que você encontrará nestas páginas as respostas e o conforto que tanto busca.

ROSELY BOSCHINI • CEO e Publisher da Editora Gente

Agradecimentos

Se hoje estou aqui, contando a minha história, é graças aos meus pais, que me deram a vida e me ensinaram a batalhar em busca dos meus sonhos, ser forte para enfrentar os obstáculos e ter gratidão por cada momento, pois a vida, de fato, vale a pena.

Aos meus irmãos, sou profundamente grata pelos momentos compartilhados, pelos conselhos, pela amizade e pelo carinho especial que recebi como irmã caçula. Vocês sempre foram meu apoio e minha inspiração.

Aos meus sobrinhos, que são uma fonte constante de alegria e amor, faço o possível e o impossível para ver a felicidade de vocês. Vocês me ensinam a ser uma tia presente, moderna e realizada.

Meu marido, Júlio, merece um agradecimento especial. Você é meu parceiro de vida, sempre me incentivando a perseguir os sonhos mais ousados. Está ao meu lado nos momentos de dificuldade e de alegria, caminhando sempre junto comigo, de mãos dadas, em direção aos nossos objetivos. Com você, sou feliz todos os dias.

Aos meus alunos e pacientes, minha imensa gratidão por confiarem em meu trabalho. Por causa de vocês, pude exercer minha missão de transformar vidas e ajudar na construção de uma vida extraordinária.

Às minhas filhas pet, que deixaram e ainda deixam marcas profundas no meu coração: Cindy, meu primeiro amorzinho pet, que já se foi, mas nunca será esquecida; Cacau, que me ensinou a ver o mundo com o coração, e que também já partiu; e Sophia, minha Golden, que chegou há apenas seis meses e que, enquanto escrevo estas palavras, está aqui, lambendo meus pés e enchendo minha vida de carinho e alegria.

Por fim, agradeço a Deus, que diariamente me concede a oportunidade de viver a minha missão de vida: cuidar das pessoas que desejam ser cuidadas. Reconheço que, para isso, preciso primeiro cuidar de mim, para estar em paz e ter plenitude para ajudar o outro.

Amo profundamente todos vocês!

Sumário

Prefácio 11

Introdução 15

Capítulo 1 27
Somos mulheres e estamos exaustas

Capítulo 2 41
Quando foi a última vez que você fez algo
só por você?

Capítulo 3 57
Sobre despertar, vulnerabilidade
e uma pressão constante

Capítulo 4 75
Hora da mudança

Capítulo 5 87
Passo 1: Minhas prioridades

Capítulo 6 101
Passo 2: Marcar o presente

Capítulo 7 115
Passo 3: Mudanças precisas

Capítulo 8 131
Passo 4: Mais preparada

Capítulo 9 153
Passo 5: Mundo perfeito

Capítulo 10 173
Resgate a sua felicidade

Capítulo 11 187
O seu momento de paz

Prefácio

O que faz de nossas vidas extraordinárias? O que leva algumas pessoas a terem resultados acima da média, relacionamentos saudáveis e duradouros e qualidade de vida? Poderíamos listar inúmeros atributos atrelados a competências e admirar credenciais importantes em um currículo profissional. No entanto, aqui e agora, enquanto você dá o passo inicial nesta leitura, ouso dizer que mais importante do que os resultados é a maneira como essas pessoas lidam com suas emoções. Especialmente as mais desafiadoras. Dessa forma, começamos mais alinhados ao que pode ser a grande virada de jogo.

Tanto eu quanto você certamente já passamos por desafios, e não estamos livres dos que ainda virão. Na jornada de amadurecimento, se desejamos encarar as tempestades da vida de peito aberto, com saúde mental e resiliência, precisamos observar nossos alicerces mais profundos. Somente quando nos dedicamos ao desenvolvimento de habilidades como inteligência emocional, inteligência relacional, fé e mentalidade – as quais não aprendemos na escola e, por vezes, nem dentro de casa – nos tornamos verdadeiros protagonistas de nossas histórias.

Protagonismo não é apenas chegar a um pico, fincar a bandeira no chão e gritar para o mundo quem você é. Nossas maiores vitórias talvez estejam nos passos que demos quando decidimos não desistir. Quando duvidaram de nós, quando perdemos alguém amado, quando nos sentimos traídos ou negligenciados. É diante do ato de nos escolher e dos nãos que permitimos dar, estabelecendo limites saudáveis e acolhendo nossas emoções, que nos tornamos protagonistas.

Pouco a pouco, com autoconhecimento e fidelidade aos nossos valores, vamos enxergando oportunidades em meio ao caos. E é justamente aqui que a obra de Mirian Pereira reverbera com mais intensidade. Este não é apenas um livro que abrirá importantes portas para sua paz emocional, mas um verdadeiro guia para todas que desejam florescer, mesmo em meio às tempestades.

A inteligência emocional é um dos pilares deste livro. Ao longo destas páginas, você será desafiada a questionar suas crenças mais profundas sobre si mesma, sobre o mundo ao seu redor e sobre a forma como você lida com as suas emoções. Mirian Pereira nos convida a olhar para dentro, a compreender as raízes de nossas dores e a dar passos conscientes em direção a uma vida extraordinária, em que equilíbrio e realização caminham juntos.

Mirian é uma das mulheres mais inspiradoras que conheço. Com uma força admirável, ela trouxe à minha vida, ao longo dos últimos dez anos, ferramentas que transcendem o convencional. Seja nas corridas pela praia de Santos, a bordo de um veleiro, nos treinamentos e nas formações que fiz com ela ou em nossas sessões de terapia, fui lapidada para me tornar mais forte, mais corajosa, mais dona da minha própria história. Ela não apenas ensina: ela transforma. E sua luz é capaz de tocar as vidas de todos que estão prontos para trilhar esse caminho de autoconhecimento.

O que torna Mirian única não são apenas suas admiráveis credenciais, embora sua experiência e sua maestria em programação neurolinguística e psicologia falem por si. O que realmente a distingue é a maneira como ela se conecta com cada um com empatia, humanidade e, sobretudo, uma coragem inspiradora. Ela é o tipo de pessoa que ilumina onde passa, e sua habilidade de unir neurociência, psicologia e espiritualidade é o que faz com que suas palavras tenham tanto poder.

Ao ler este livro, você terá ao seu lado uma grande mentora, sim. Mas também terá uma amiga e uma guia. Mirian é uma grande protagonista, e sua obra não apenas ensina, mas oferece a cada leitora a possibilidade de transformação. Eu, que fui testemunha direta dessa transformação, não tenho dúvidas do impacto que este livro terá na sua vida, se você permitir que ele faça parte do seu crescimento.

Chegou a hora. Parabéns por dar esse passo tão significativo. Convido você a abrir o coração e a mente, porque, assim como aconteceu comigo, a jornada de se fortalecer a partir de suas próprias dores pode ser o ponto de virada que você busca. Ler este livro é absorver o conhecimento de uma mulher que, com seu coração enorme e sua mente brilhante, está aqui para nos lembrar que somos capazes de superar qualquer obstáculo – desde que saibamos onde encontrar nossa força.

Agora, só nos resta uma pergunta: você está pronto para essa transformação? Um dia eu disse sim, confiei, me entreguei, ressignifiquei aspectos profundos da minha vida. Sou imensamente grata por isso, e hoje vejo o quanto minha vida foi transformada por essa decisão.

Que essa leitura seja, para você, o início de uma vida extraordinária. Porque é isso que acontece quando escolhemos caminhar ao lado de Mirian.

Assim seja, assim é!

Juliana Goes,
pioneira na criação de conteúdo digital no Brasil,
autora best-seller, investidora e mentora

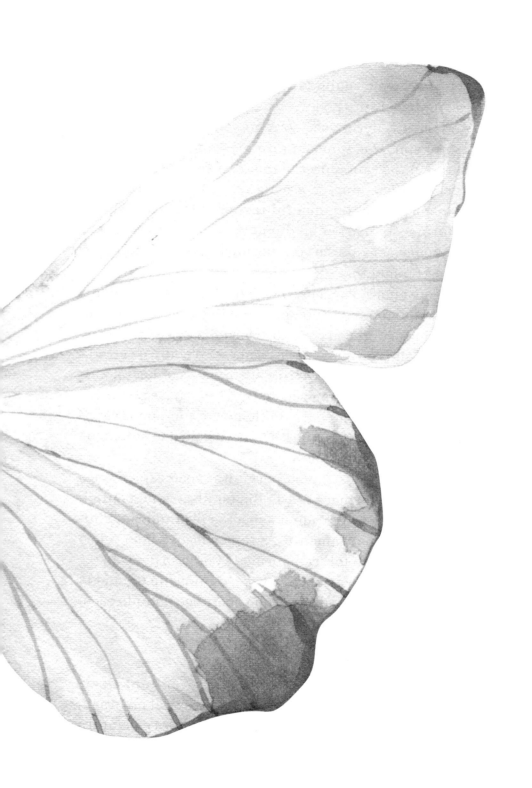

Introdução

É hora de mudar – e encontrar a sua paz emocional

Se você chegou até aqui, é porque está no lugar certo, na hora certa e com o livro certo em suas mãos. Se chegou até aqui, é porque algo dentro de você está doendo muito e precisa ser curado.. Se está aqui comigo, é porque não aguenta mais esse sofrimento. Não suporta mais não enxergar um futuro diferente. Seus olhos provavelmente estão embaçados de tanta dor; e você não enxerga um futuro colorido, talvez apenas em preto e branco. Mas saiba que vou ajudá-la a sair desse lugar. É hora de mudar.

Você e eu, de mãos dadas, juntas e preparadas para dar o próximo passo. Não apenas um passo comum, aquele em que colocamos um pé na frente do outro sem entendermos o porquê. Quero que o próximo passo seja pensado, analisado e diferente de todos os que você já deu até agora. Chegou a hora de ter uma vida leve e feliz, e de realizar todos os seus sonhos e de encerrar esse processo de dor.

Dito tudo isso e colocando as expectativas no papel, quero contar uma história, a primeira que marcou a minha carreira quando mudei completamente o meu método de atendimento, e explicar como isso impactou para sempre a vida de uma pessoa.

Sou psicóloga desde 2011 e atendo mulheres das mais variadas idades e com os mais diversos tipos de questões emocionais. Recebi uma mulher em meu consultório; não era a primeira vez que ela estava passando por um processo de terapia comigo. Em um primeiro momento, ela chegou até a minha sala porque havia sofrido um aborto e estava com dificuldades para engravidar. Eu, que tinha passado por uma situação semelhante sobre a qual falaremos mais adiante, me identifiquei completamente com aquele sofrimento e a ajudei a lidar com aquela dor emocional. Ela engravidou, fui uma das primeiras pessoas a quem ela contou e tudo correu bem para que ela tivesse alta da terapia. Depois de alguns anos, quando menos esperava, ela voltou ao meu consultório com uma nova questão: seu marido havia emprestado dinheiro para o irmão dele que, na época, estava devendo para um agiota e sofrendo ameaças de morte.

Ela e o marido tinham uma condição de vida muito boa; porém, utilizaram todas as economias para quitar essa dívida do irmão/cunhado e ficaram sem nenhuma reserva de emergência. A vida aconteceu, os trabalhos diminuíram e eles precisaram até mesmo vender o próprio apartamento e diminuir muito o nível de estilo de vida que tinham. O problema, contudo, era que o irmão do marido vivia muito bem. Tinha um alto padrão de vida, havia comprado uma mansão e um carro caro, viajou para os Estados Unidos e estava vivendo uma vida de luxo. O casal, por sua vez, passava dificuldade financeira e não conseguia se reerguer. O fato é que aquele dinheiro emprestado jamais retornou, e a minha paciente ficou muito chateada de ver a vida incrível que o cunhado tinha enquanto ela precisava contar o dinheiro para pagar as contas da casa.

Uma situação um tanto complexa, não é mesmo? Ali no consultório, ao lado dela, percebi que muitas das coisas que ela falava soavam parecidas com algo que eu mesma já tinha vivido. Aquela frustração, aquela raiva e aquela dor eram comuns a mim. Em determinado momento, passei por uma das situações mais difíceis da minha vida e criei uma estratégia para sair dela.

Então pensei: *Por que não colocar no papel a estratégia que utilizei comigo mesma e pôr em prática com essa paciente?* Assim foi feito. E deu certo. Fiz um processo de cura para aquela dor emocional que a minha paciente estava sentindo e tivemos um resultado incrível. Ela decidiu que, diante daquela situação, não precisava ser amiga do cunhado, não precisava mais ver o que ele estava fazendo nem como estava gastando o dinheiro, então se afastou da companhia dele. Ela tratou suas dores emocionais e passou a se sentir melhor. Paralelamente a esse processo, trabalhos novos começaram a aparecer para o casal e eles reconstruíram a vida que tinham, agora muito mais fortes e preparados para o futuro.

Por isso digo que sei exatamente como você se sente ao abrir estas primeiras páginas. Diariamente, no meu consultório, nas minhas mentorias, nos meus cursos e nas minhas palestras, lido com pessoas que passam pelas mais variadas adversidades, como abuso sexual, fim de relacionamentos, relacionamentos abusivos, filhos doentes, filhos perdidos e tantas outras questões que a vida traz. Muitas mulheres chegam ao meu consultório sem enxergar uma saída, carregando sofrimentos e traumas tão grandes, que elas parecem não conseguir respirar. Observo sintomas como ansiedade, depressão e desmotivação. Elas se sentem abandonadas e injustiçadas – pela vida, por Deus, pelo destino, pelo universo. Uma das perguntas que mais escuto é: "Por que comigo?".

A resposta para essa pergunta, eu não tenho, e acredito que ninguém tenha. É possível que ela nem exista, mas a realidade é que eu fiz essa pergunta para mim mesma em determinado momento, e foi assim que criei o passo a passo que apresentarei aqui. Abordarei um método que, inclusive, utilizei com a minha mãe depois que ela perdeu, aos 82 anos, a própria filha, minha irmã, que tinha síndrome de Down.

Mas antes de explicar as etapas, quero contar a minha história e como chegamos até aqui, você e eu.

Uma história de dor; a possibilidade de superação

Caso você ainda não me conheça ou saiba apenas um pouco da minha vida, sou filha de um ex-padre que viveu uma história linda de amor. Minha mãe era casada e tinha seis filhos, mas, por um infortúnio do destino, perdeu o marido após um acidente de lambreta. Sozinha, com muitas crianças para cuidar, ela frequentava a igreja e buscava forças para seguir em frente diante dessa situação.

O que ela não esperava, contudo, era se apaixonar pelo padre, que hoje é meu pai. Diante dessa situação e também nutrindo sentimentos pela minha mãe, ele viajou até Roma, no Vaticano, para pedir a dispensa da batina e poder se casar com ela. Com o documento assinado pelo papa, eles se casaram e tiveram mais quatro filhos, eu sendo a caçula dessa história improvável.

Com uma casa sempre cheia, construí minha vida em cima do sonho de encontrar meu grande amor, casar e ter uma família. E foi assim que aconteceu; porém, não exatamente como eu esperava. Conheci meu marido, Júlio, quando ele tocava guitarra na banda em que meu irmão era vocalista. Nos apaixonamos, começamos a namorar e nos casamos. Depois de quatro anos do nosso "sim", decidimos engravidar e fazer nossa família crescer. Mas a vida é diferente do que imaginamos. Animados, começamos a tentar engravidar, mas os meses iam passando e, a cada nova menstruação, ficávamos frustrados e sofríamos muito. Mais ou menos um ano depois do início, decidimos que era hora de investigar por que não estava acontecendo.

Procuramos um médico, fizemos vários exames e o processo se prolongou por mais alguns anos de dor e sofrimento. Descobrimos que cada um de nós tinha uma condição específica que impedia a gravidez. A solução óbvia, portanto, era a inseminação artificial, mas a verdade é que nosso médico, muito competente, indicou a passagem por uma geneticista antes de seguir com essa solução. Tempos depois e, com o exame em mãos, descobrimos que existia 80% de possibilidade de nosso filho ou nossa filha nascer com fibrose cística, uma doença genética crônica que atinge os pulmões, o pâncreas e o sistema digestivo, fazendo com que o corpo produza muco de trinta a sessenta vezes mais espesso que o usual[1] e podendo levar entre 15% e 20% das crianças à morte até os 10 anos.[2]

Aquilo era demais para mim. Eu estava exausta. Eram anos e anos de tentativas, exames e muita dor. Frequentava

---

1 FIBROSE cística. **Biblioteca Virtual em Saúde**, 2024. Disponível em: https://bvsms.saude.gov.br/fibrose-cistica/. Acesso em: 5 mar. 2024.

2 ROSA, F. R. *et. al.* Fibrose cística: uma abordagem clínica e nutricional. **Revista de Nutrição**, Campinas, v. 21, n. 6, p. 725-737, dez. 2008. Disponível em: www.scielo.br/j/rn/a/RkmzgLD8ZdDpzTfXvts46Gr/. Acesso em: 5 mar. 2024.

a igreja e sofria no Dia das Mães, ficava frustrada sempre que via mulheres grávidas, não entendia por qual motivo estava passando por aquilo e me perguntava se valia a pena continuar insistindo. Chorava frequentemente, queria apenas sair daquele processo de dor aguda. Por isso, quando recebemos essa notícia, entrei no carro com o Júlio e disse a mim mesma que aquele era um basta. Se nossa história era aquela, não conseguia imaginar a possibilidade de engravidar e ainda perder nosso filho ou nossa filha em tão pouco tempo. Era uma escolha difícil, claro, mas que precisava ser feita. Complementei falando que havia casado com ele para ser feliz e, assim, deveríamos seguir – agora sem filhos, sem ser mãe e pai; porém, com a certeza de que tínhamos um ao outro para seguir em frente. Foi assim que tomamos a decisão de parar de tentar ter filhos e curar todas as feridas que haviam sido abertas após todos aqueles anos.

Não vou falar que foi fácil, porque não foi. Mas comecei a trabalhar isso dentro de mim, essa dor de não poder ser mãe. Precisava encontrar um caminho para passar por aquela dor emocional, olhar para ela e superá-la. Precisava de algo que mudasse minha jornada. Foi assim que, ao lidar com essa questão, dei passos preciosos que me ajudaram a encontrar um caminho diferente. Trabalhei essa dor com muito cuidado dentro de mim e consegui superar o sofrimento que estava sentindo. Ressignifiquei o que havia acontecido e mudei minha perspectiva sobre os fatos. Tudo mudou, e encontrei a paz emocional.

Depois, quando já estava bem e havia superado o que aconteceu, recebi a paciente que comentei anteriormente e vi que ela poderia colocar em prática os mesmos passos que utilizei. Se eu havia construído uma ponte entre o sofrimento e a felicidade, por que não mostrar como aquela ponte poderia ser construída na vida de outras mulheres? E vou além: por que não tirar esse passo a passo tão valioso de dentro do meu consultório e ensinar outras mulheres a passarem pela mesma jornada? Existia ali um conhecimento profundo e poderoso que não poderia ficar restrito às quatro paredes de onde atendo como psicóloga. Percebi que precisava mostrar isso ao mundo, e é por esse motivo que você e eu estamos aqui. É por isso que sei que você está exatamente no lugar certo e com a pessoa certa.

Lidar com os traumas e se livrar de uma dor emocional não funciona se apenas tentamos sair desse sofrimento sem ter alguns objetivos concretos. Não funciona se não nos permitimos sofrer e viver a mágoa por completo. Não funciona se não entendemos esse sofrimento e encontramos um meio de ressignificar o que aconteceu. É sobre esses pontos que falaremos aqui.

Quero mostrar a você que, em primeiro lugar, você precisa se *priorizar* para poder cuidar dos outros. Precisa identificar o que aconteceu e como isso tem afetado sua vida. Em seguida, precisa separar a raiva e a tristeza e se permitir viver essas emoções, para depois poder avançar, além de *olhar para o presente* com o mesmo carinho que olha para as pessoas que ama. Sabemos quais mudanças são necessárias, mas muitas vezes deixamos de fazer as perguntas adequadas para que elas aconteçam, e é por isso que dediquei um capítulo inteiro para falar sobre *mudanças precisas* pelas quais passaremos. Agora, *mais preparada*, você poderá buscar o conhecimento para sua vida e chegar a um estágio que chamo de *mundo perfeito*, isto é, aquele em que poderá criar uma nova história para sua vida, livre da dor emocional.

Esse foi o processo pelo qual passei e é o motivo principal de estarmos aqui. Com base nos meus conhecimentos em Psicologia e Programação Neurolinguística, criei essa estratégia de mudança de paradigma e já coloquei em prática com mais de quinhentos pacientes e sessenta mil alunos ao longo de mais de treze anos de consultório, palestras e mentorias.

Portanto, chegou a hora de dar um basta, respirar fundo e saber que a mudança está logo ali, na próxima página. Eu sei que esse sofrimento faz você sentir que não existe uma saída. Mas existe, e eu posso ajudar você a passar por esse processo. Posso auxiliar seu caminho, pegar em suas mãos e mostrar que é possível se livrar da dor. Um dia, eu já estive na sua pele, imaginando que não seria mais feliz. E garanto que, ao longo da jornada deste livro, você encontrará a saída que tanto deseja para se livrar dessa dor emocional.

Na última página, você estará pronta para criar sua própria lista de sonhos, colocá-la em prática e mudar sua vida. Você olhará para si mesma e pensará: *Agora eu posso sonhar*. Poderá fazer novos planos, se reencontrará consigo mesma e, provavelmente, estabelecerá novas conexões com sua família e seus amigos, libertando-se das dores emocionais e construindo uma vida leve e feliz. Poderá, enfim, encontrar a paz emocional.

A vida é muito breve para estarmos em constante sofrimento. Ela é um presente precioso que nos é concedido por um período finito de tempo. Cada dia, cada instante nos oferece a oportunidade de encontrar alegria e significado. Por que não colocar isso em prática? Então escolha viver, e viver feliz, porque você merece. E estarei ao seu lado durante todo o processo.

A vida é muito breve para estarmos em constante sofrimento. Ela é um presente precioso que nos é concedido por um período finito de tempo.

@psicomirianpereira

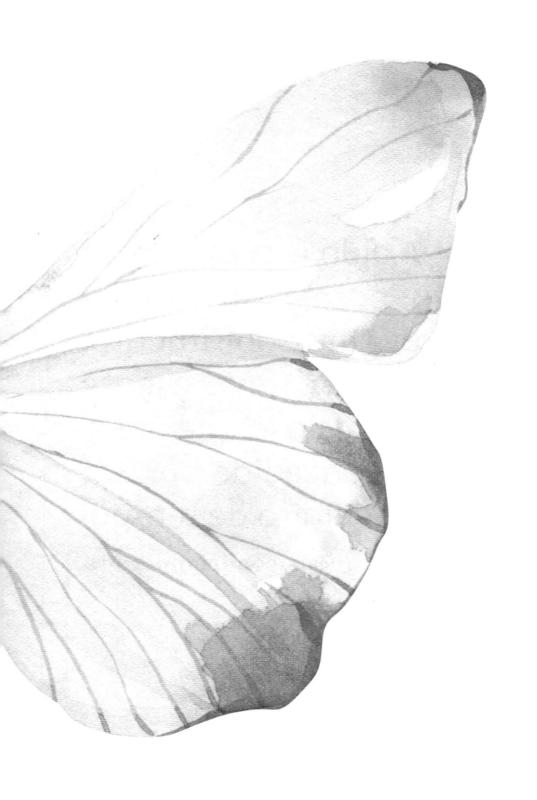

01

Somos mulheres e estamos exaustas

Às vezes, precisamos chegar ao fundo do poço para tomar uma atitude. Em outros momentos, aterrissamos com força e, ali, com muita angústia, acabamos descobrindo que no fundo do poço existe um alçapão; e que, ao puxarmos a trava, abre-se um novo fundo. Estamos em maior profundidade e tristeza. Descemos mais um pouquinho, procuramos o ar, achamos que nada vai dar certo, e aí percebemos que precisamos sair dali. Não existe outra opção. É preciso encontrar ar para respirar.

Você já se sentiu assim? Esse fundo do poço é conhecido e comentado por muitas pessoas, incluindo celebridades que jamais imaginávamos passar por esse tipo de situação. Ele é descrito em livros, matérias, revistas, filmes e séries. Mas eu diria que é conhecido, especialmente, por muitas *mulheres*. Já passei por isso, talvez você já tenha passado também e, provavelmente, muitas outras mulheres do seu círculo social passaram.

Recentemente, inclusive, Gisele Bündchen disse em uma entrevista sobre seu processo de chegar ao fundo do poço:

Acontecem os sinais. Você leva um empurrãozinho, você não presta atenção. Você leva um empurrãozinho mais forte, não presta atenção. Aí você leva porrada. [...] Eu estava levando empurrõezinhos e não estava prestando atenção, até que eu tive que chegar no fundo do poço e falei: 'E agora? O que eu faço? Para tudo!'. [...] Quando chega um momento da sua vida em que você não tem outra opção, aí você precisa fazer algo. A sua saúde é a coisa mais preciosa que você tem. Você pode ter todo dinheiro do mundo, pode ter o sucesso que você quiser, se você não tem a sua saúde, você não tem nada.[3]

Quando vi essa entrevista, fiquei em choque. Gisele, uma das mulheres mais lindas do mundo, bem-sucedida, com uma carreira invejável... E, ainda assim, ela conheceu o fundo do poço. Antes, já havia lido seu livro e conhecido mais sobre sua história, mas, vendo o vídeo e ouvindo-a falar sobre esse lugar tão conhecido de desespero e angústia, não pude deixar de sentir empatia pelo ato de compartilhar a própria experiência. De mostrar que esse processo pode acontecer com todos. Não é fácil, não é um mar de rosas, mas muitas vezes precisamos dessa chacoalhada para tomarmos uma atitude. E mais: ouvindo as respostas dela, tive certeza de que esse era o tema perfeito para iniciarmos este capítulo.

Em *Aprendizados*, Gisele conta que estava trabalhando muito na época em que tinha 20 e poucos anos e nem percebeu o quanto aquela rotina louca estava afetando sua saúde mental. Eram desfiles e mais desfiles em períodos de campanha, noites insones, alimentação ruim, cigarro em excesso e muito estresse. Para levantar, tomava café. À noite, quando chegava em casa, sentia-se tão pilhada

[3] UNIVERSA UOL. [**Gisele Bündchen está no Brasil...**]. 4 abr. 2024. Instagram: universa_uol. Disponível em: www.instagram.com/p/C5WBPpprPo1/. Acesso em: 18 abr. 2024.

por conta do tempo de trabalho e da quantidade de café, que começou a tomar uma taça de vinho para conseguir relaxar e dormir. Em determinado momento, ela relata, uma taça já não era mais suficiente, e quando menos percebeu estava tendo ataques de pânico. Não conseguia mais andar de avião nem entrar no elevador do seu prédio. Sentia-se completamente sufocada. Era muito trabalho, muita pressão, e os únicos momentos que tinha para si mesma eram aqueles nos quais saía do estúdio para fumar sozinha.[4]

Em determinado momento, pensou em desistir de tudo.

> *Às vezes você precisa atingir o fundo do poço para se dar conta do tamanho da queda. Um sinal de alerta às vezes se manifesta como um beliscão, outras vezes como um soco. Estamos sempre recebendo mensagens durante o dia e enquanto dormimos. Podemos ouvi-las e fazer algo a respeito, ou podemos ignorá-las. Mas essa experiência me ensinou que, se você não ouvir essas mensagens, elas ficarão mais altas e mais intensas. Você vai acabar ou tendo uma superação ou sofrendo algum tipo de destruição. Graças a Deus, para mim não foi a segunda opção.[5]*

Ela teve forças para procurar ajuda, e foi assim que seu processo de cura começou. Passou por um médico e recebeu uma prescrição de remédio para tomar, mas decidiu não seguir com o tratamento, apesar de ressaltar

---

[4] BÜNDCHEN, G. **Aprendizados:** minha caminhada para uma vida com mais significado. São Paulo: BestSeller, 2018. p. 77.

[5] *Ibidem.*

a importância da medicação para tantas pessoas. Gisele conta que, em sua família, sempre existiu o costume de procurar soluções naturais para os problemas da vida, como chás e reconexão com o corpo e a mente, então, para ela, esse foi o caminho natural de cura. Ali, aos 20 e poucos anos, sabia que precisava encontrar seu próprio caminho e mudar alguns hábitos para entender efetivamente como se sentia. Com ioga, meditação e pequenos rituais de reconexão com o corpo e a alma, ela melhorou. As crises foram embora, e hoje ela dá muito mais valor à sua saúde.

Sempre admirei muito a Gisele e comecei a ler seu livro achando que encontraria detalhes sobre a trajetória dela, o que foi verdade em certos aspectos, mas me surpreendi muito ao perceber que sua história vai muito além disso. Passei a admirá-la ainda mais. É uma mulher forte, que conhece as dores que sentimos e que decidiu compartilhar todos os seus aprendizados.

> *Seus pensamentos podem lhe destruir ou lhe conduzir a lugares melhores. Mas seja lá o que você escolher fazer como resultado dos seus pensamentos, faça isso pelos motivos certos. Quando você faz alguma coisa para se satisfazer, algo que realmente acha que vai trazer felicidade, é maravilhoso. Mas, no momento em que faz algo só para agradar os outros, ou a sociedade, ou uma cultura, o tiro pode sair pela culatra, como bem sei.*[6]

Ela reflete um pouco de todas nós, mulheres. Quantas de nós não nos sentimos exatamente do mesmo jeito?

6 *Ibidem.*

Estamos cansadas. Muitas vezes, é cansaço do relacionamento, do trabalho, da rotina difícil, das contas que não param de chegar, dos problemas familiares, das brigas e das situações desagradáveis. Passamos por dificuldades, tentamos superar os obstáculos, mas nem sempre é fácil. Nem sempre conseguimos sozinhas.

Recebo muitas mulheres que estão com dificuldade para engravidar, sofrem com problemas no relacionamento, vivem um luto muito grande ou simplesmente se sentem sobrecarregadas por tudo de que precisam dar conta. E algumas dessas mulheres são financeiramente dependentes: dependem do marido e renunciaram à própria carreira e ao que mais gostavam para se dedicarem por completo à família. A sensação que fica é: "O que estou ganhando em troca? Faço todo esse esforço e sofro tanto pra quê?".

Além disso, anualmente recebo dezenas de mulheres com problemas para dormir, estresse em altos níveis e sensação de sobrecarga mental. As emoções, na maior parte das vezes, estão à flor da pele. Essas mulheres choram muito e se sentem frustradas e destruídas por dentro, sem encontrar um caminho viável para melhorar. A vida familiar está um caos, a profissional também, os relacionamentos estão abalados e, muitas vezes, percebo que elas não conseguem nem enxergar de onde está vindo tudo isso. Não conseguem identificar qual é a origem, a fonte de tanto sofrimento. Muitas vezes, algo específico aconteceu e está ali, por cima de tudo, mas nem sempre aquele acontecimento é a origem do que efetivamente está gerando tanto sofrimento.

É um acúmulo de sentimentos, problemas que vão aparecendo, e elas vão guardando tudo para si. Vão colocando em uma caixinha dentro do seu próprio ser e deixam para lidar com aquilo só depois: "Hoje não há tempo, não é mesmo?!", "Amanhã, se der, resolvo isso". E assim uma nova questão aparece e esse problema vai novamente para essa mesma caixinha, agora mais cheia, guardada lá no fundo da alma. No fim das contas, tudo isso transborda. Quando vem à tona, é como um tsunâmi que passa arrastando tudo o que há por perto. Destruição e caos é o resultado.

Em outros momentos, vejo que essas mulheres, assim como a Gisele, acabam descontando essas questões emocionais em hábitos nocivos, como bebida, cigarro e comida. Quando essa bomba-relógio explode, os problemas de saúde mais graves aparecem. Ansiedade, depressão, insegurança, estresse, esgotamento mental e exaustão extrema são apenas alguns dos problemas que mais percebo. E se você acha que estou exagerando, que talvez não seja tão grave assim, vejamos alguns dados que mostram que esse fundo do poço tem nome, sobrenome e endereço.

Um estudo conduzido pela Associação Americana de Psiquiatria mostrou que mulheres têm o *dobro* de probabilidade de desenvolver depressão e ansiedade:

> *As mulheres correm mais risco de estupro, assédio e violência doméstica. Tem a questão da desigualdade salarial e da dupla jornada de trabalho. Elas contam com menos tempo para se dedicar a hábitos saudáveis, como a prática de atividade física, o sono reparador e a alimentação balanceada.*[7]

---

[7] CENTOFANTI, M. Por que as mulheres têm mais depressão e ansiedade do que os homens? **Marie Claire**, São Paulo, 10 out. 2023. Disponível em: https://revistamarieclaire.globo.com/saude/noticia/2023/10/por-que-as-mulheres-tem-mais-depressao-e-ansiedade-do-que-os-homens.ghtml. Acesso em: 20 abr. 2024.

Ainda, segundo um levantamento feito pelo Lab Think Olga em uma pesquisa chamada "Esgotadas", sete em cada dez pessoas diagnosticadas com depressão e ansiedade são mulheres, passando por sintomas como irritabilidade, sonolência, fadiga, baixa autoestima, insônia e tristeza.[8]

Eu poderia continuar e trazer dezenas de outros dados desse tipo, mas vou apenas citar o título de um dos livros da advogada, palestrante internacional, colunista e autora best-seller Ruth Manus: "Mulheres não são chatas, mulheres estão exaustas".[9] Não poderia concordar mais.

Sei que você está aqui porque está exausta, sobrecarregada e não aguenta mais viver o que quer que esteja acontecendo aí. Sei que você provavelmente sente que chegou ao fundo do poço e agora precisa encontrar um caminho para sair dele, mas não sabe como. Sei de tudo isso porque também estive nesse lugar e precisei encontrar meu próprio caminho para me libertar. Por isso, sei que esse caminho existe e é viável.

Não poder ter filhos foi o maior sofrimento que já tive na vida. É uma frustração muito grande, uma sensação de incapacidade enorme. Olhava para mim mesma e chorava ao pensar que nunca sentiria uma criança no meu ventre, não sentiria os batimentos do seu coraçãozinho, não saberia o que é gerar um novo ser ou sentir o amor incondicional. Sofria também ao pensar que não teria ninguém para continuar minha linhagem familiar, para

---

[8] LAB THINK OLGA. **Esgotadas**. 2023. Disponível em: https://lab.thinkolga.com/esgotadas/. Acesso em: 22 abr. 2024.

[9] MANUS, R. **Mulheres não são chatas, mulheres estão exaustas**. São Paulo: Sextante, 2019.

contar a minha história. Esse foi um sofrimento que corroeu a minha alma, e levei anos para poder conversar sobre ele e superá-lo. Naquela época, cheguei ao fundo do poço, mas consegui sair dali. Do mesmo jeito que você também conseguirá.

É possível que a sua dor seja outra, que você esteja passando por problemas no relacionamento, por exemplo, assim como aconteceu com uma paciente que atendi há alguns anos. Em um primeiro momento, ela me procurou porque estava com dificuldade para engravidar. Depois, trabalhando juntas, e ensinando-a a lidar com o sofrimento que estava sentindo, ela entendeu que tinha as ferramentas dentro de si para viver o processo e sentir-se mais feliz independentemente do resultado.

Tive outra paciente que também viveu momentos muito difíceis. Procurou ajuda porque estava com dificuldades no casamento, e descobri, pela nossa conversa, que ela dependia financeiramente do marido. Trabalhamos aqueles sentimentos juntas, mostrei a ela que sempre existe um novo caminho que pode ser tomado e expliquei que ela precisava encontrar meios de sair daquela situação. Começou a trabalhar com o pai, depois encontrou um emprego e, em determinado momento, durante a pandemia da covid-19, enquanto o marido estava sem fonte de renda, ela sustentou o lar completamente sozinha. Uma vitória! Foi um processo demorado, mas a separação nesse caso foi inevitável, e ambos estão muito felizes e realizados em novos relacionamentos hoje em dia.

Com tudo isso que estou contando, quero falar que, independentemente do que esteja acontecendo, é possível encontrar uma escada que levará você à saída desse poço. As dores emocionais podem ser cuidadas, assim como aconteceu com tantas Marias, Giseles, Brunas, Samaras, Mirians e com todas as nossas parceiras que vivem – e sofrem – assim como nós. Quero clarear sua mente e mostrar o que é possível – e necessário – fazer. Quero mostrar um novo caminho.

Está tudo bem ficar triste. Tudo bem ter as suas emoções. Tudo bem sentir tudo o que está aí dentro. Diferentemente de muitas outras mulheres, que camuflam as emoções e explodem, você decidiu procurar algo que vai ajudá-la a melhorar. Você está sendo corajosa ao mostrar suas emoções e vulnerabilidades. Ser vulnerável não significa ser fraca ou menor. Ser vulnerável é mostrar que, sim, existe uma questão: "Sim, estou vulnerável nesse momento e nessa situação, mas existe uma luz no fim do túnel e vou encontrá-la". Que bom que você está se permitindo sentir para poder resolver o que não está resolvido.

Assim como eu já passei por algumas dores emocionais na minha vida e achei que não tinha saída, hoje olho para trás e vejo que essas dores só me *fortaleceram* e me trouxeram *aprendizado* para eu me tornar quem eu sou. Isso é o que você fará aqui: aprenderá a lidar com essas dores, transformá-las em aprendizados e subir em direção ao topo do poço, para nunca mais chegar ao fundo dele.

Por esse motivo, nossa jornada toma um rumo muito importante a partir daqui. Quero que você faça o exercício que proponho a seguir, separando um tempo e um local reservados só para você.

Exercício: Uma carta

Chegou a hora de colocar o seu coração em um exercício que sempre faço com minhas pacientes em consultório. Para ter consciência do que está acontecendo, o primeiro passo é enxergar com clareza o que vivemos e sentimos. E qual é a melhor maneira de fazer isso? Escrevendo. Precisamos externalizar o que está dentro de nós, pôr para fora, deixar ir embora.

Desse modo, quero que você escreva uma carta para você mesma, no espaço que separei a seguir ou em outra folha, o que você achar melhor. Quero que escreva tudo o que está sentindo, o que está acontecendo e como você tem vivido sua vida. Não poupe palavras, não tenha medo do que aparecerá e não se preocupe com o formato ou com a maneira como descreverá seus sentimentos. Deixe jorrar e inundar o papel tudo aquilo que está incomodando você. Coloque para fora todas as suas infelicidades, angústias, frustrações e sobrecargas, todos os seus pensamentos intrusivos e qualquer outra coisa que esteja causando desconforto. Ninguém, a não ser você, lerá essa carta.

Depois que finalizar, quero que faça um novo passo: guarde a carta em um local seguro e, depois de *sete* dias, volte para lê-la em voz alta para si mesma. Ao ler a sua carta, temos a primeira etapa de um processo muito importante para lidar com a dor.

Se não enxergamos a dor, não vemos de verdade o que está acontecendo. Então como podemos resolver o que não está sendo visto por nossos olhos? Não dá! Por isso é tão importante colocar para fora.

Portanto, agora é a hora! Deixe que cada uma das linhas fale por você o que está sentindo. Bom processo!

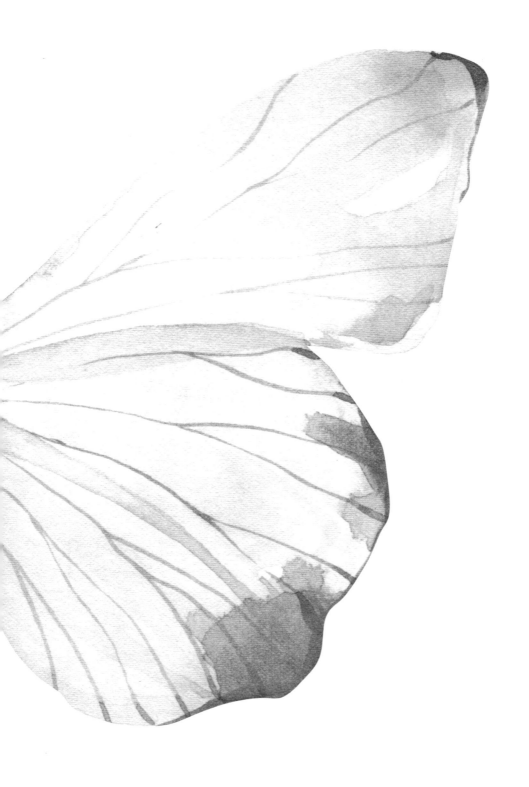

02

Quando foi a última vez que você fez algo só por você?

Ao lado da cama, o celular desperta. Ainda com os olhos fechados e uma sensação de cansaço enorme, ela estica o braço para apertar o botão da soneca. Volta a dormir. Enquanto ainda não pegou no sono, ela só consegue pensar por que a vida precisa ser tão difícil, por que precisa acordar tão cedo, por que está sempre cansada. Esse sono, agora completamente conturbado por pensamentos esquisitos, é interrompido alguns minutos depois com o despertador tocando pela segunda vez. *Agora preciso levantar, ou vou me atrasar*, ela pensa. Mas decide ficar na cama por mais alguns minutos, olhando o celular.

Atrasada, se levanta, vai ao banheiro, lava o rosto rapidamente, passa seus produtos habituais de cuidado com a pele e vai em direção à cozinha. Faz algumas coisas com pressa e outras se arrastando. Precisa preparar o café da manhã da família, acordar os filhos, organizar as lancheiras da escola, cuidar de algumas tarefas da casa, tudo isso em apenas alguns minutos.

Depois que todos estão em pé, muito barulho nos cômodos. Ela não aguenta mais, está se sentindo exausta. Para por um minuto, apoiando os cotovelos na bancada da cozinha, e tem vontade de chorar. Pensa no trabalho, em tudo o que precisa fazer, como ainda precisa levar os filhos à escola, chegar ao trabalho atrasada, participar de quatro reuniões de mais ou menos uma hora cada e ainda dar conta das atividades usuais do dia a dia trabalhando fora. Precisa responder e-mails, checar tarefas, delegar e estar bem para realizar tudo isso. Com um sorriso no rosto.

O almoço será feito às pressas, entre uma reunião e outra, engolindo a comida como se estivesse em uma competição para ver quem come mais rápido. Até porque quem tem tempo para o almoço é sortudo, no caso dela, precisa ser rápido mesmo, porque ainda passará no mercado para comprar algumas coisas que estão faltando em casa.

À tarde, muito sono e cansaço. Ela conta os minutos para o fim do dia. É possível que consiga ir embora no horário certo. Isso se não acontecer nenhuma emergência e ela não ficar presa até um pouco mais tarde em uma reunião que poderia ter sido um e-mail ou em uma urgência que poderia ficar para o dia seguinte. Por sorte, o marido busca as crianças na escola. Mas isso não significa que a sua jornada de trabalho acabou.

Em casa, outras tarefas: dar banho nas crianças, lavar a louça do café da manhã, preparar o jantar, dar atenção para a família, brincar, fazer com que os filhos escovem os dentes, arrumar a cozinha, colocar a roupa para lavar, estender, preparar a roupa do trabalho para o próximo dia e arrumar a bagunça da casa. Será que colocou o lixo para fora ontem? Essa pergunta fica pairando nos pensamentos. É tanta coisa que não dá para dar conta de tudo. Mas por que será que precisa ser tudo tão corrido e tão difícil? Ela não sabe, mas com certeza queria ter essa resposta.

Por alguns momentos, ela se pergunta: *Será que seria tão ruim se eu sumisse só por alguns dias?* O pensamento permanece ali, como se fosse a solução mágica. No fim, ela volta à realidade e percebe que não tem como. O marido e os filhos dependem dela. Tudo depende dela.

A vida social está abalada, ela não vê as amigas há séculos; o trabalho anda capenga, sem promoção ou perspectiva de crescimento; o relacionamento está ruim, vida sexual deixada de lado. Ela sente dentro de si, em absolutamente todos os momentos, que está devendo algo a alguém, seja ao marido, aos filhos, aos amigos ou aos colegas de trabalho. Devendo mais atenção, carinho, disponibilidade, intenção, brincadeiras, amor, conhecimento. Tudo! Ela sente que está devendo tudo a todos o tempo inteiro. É um pensamento que se estende a todas as outras áreas da vida, já que não está dando conta de nada.

Enfim, mais um dia chegou. Ela precisará enfrentá-lo. Só pode erguer a cabeça e seguir em frente.

Será que a sua rotina é assim? Será que você se identificou, mesmo que em alguns momentos, com esse relato? Minha intenção, em um primeiro momento, é mostrar o dia de uma mulher comum. Depois, apresentar uma verdade: infelizmente essa é a rotina de muitas mulheres.

A história pode variar, mas em essência acaba estando presente em um ou outro detalhe. Depois de tentar dar conta de tudo – e provavelmente falhar e sofrer –, chegamos aqui. Lidamos com um nível de cobrança externa e interna tão grande que nos sentimos sufocadas com tantas coisas. E, no fim das contas, por mais que queiramos ter uma rede de apoio, ela nem sempre está disponível para a maioria de nós. Ficamos à mercê do destino, da vida, do que quer que aconteça conosco.

Assim surgem os problemas mais graves. Esse sentimento de incapacidade, de vazio constante, somado às questões com as quais precisamos lidar, acabam gerando todo o cenário que comentei no capítulo anterior, com casos e mais casos de depressão, ansiedade, estresse, esgotamento e muito mais. O sentimento constante é que a sobrecarga é tão grande que ela tira o nosso ar. E a pergunta que fica é: essa sobrecarga é autoimposta ou é colocada pela sociedade?

Já sabemos que vivemos em uma sociedade na qual a mulher precisa exercer muitos papéis importantes. Ela é obrigada, na maior parte das vezes, a crescer mais rápido e assumir mais responsabilidades do que os homens na mesma idade. Precisamos aprender a lavar, passar, cozinhar, limpar e cuidar dos irmãos muito novas. Precisamos lidar com a insegurança de sair sozinha e com o medo do desconhecido, e acabamos nos transformando em adultas ainda muito jovens. À medida que o tempo passa, vamos criando uma casca em nosso coração que nos protege de tudo à nossa volta. Em alguns momentos, esse mecanismo de proteção nos impede até mesmo de aceitar ajuda.

Um dia, enquanto voltava de uma viagem com meu marido, vivi na pele essa necessidade de autossuficiência.

Chegamos em casa, descemos do carro e, por morarmos em um sobrado, peguei a mala pesada sozinha, segurando-a com as duas mãos, quase sem conseguir carregar. Mas decidi realizar a tarefa sem ajuda. Do meu lado, meu marido se ofereceu para carregar minha mala, e eu respondi: "Não, pode deixar, eu treino para isso, né?!". Ele respondeu: "Eu sei que você treina para isso, mas deixa eu ajudar você?". Parei. Fiquei alguns segundos olhando para ele, e a realidade bateu bem forte. Muitas vezes, eu sei que consigo, mas por que não deixar que os outros me ajudem?

Aceitar essa ajuda não é diminuir os nossos esforços, não é mostrar fraqueza perante os desafios. Aceitar ajuda, em primeira instância, deve ser um ato de autocuidado. É entender que somos pessoas e precisamos das outras. Demorei para compreender isso e, quando finalmente internalizei essa verdade, percebi que essa é uma sensação experienciada por muitas mulheres que atendo. Às vezes, vamos falhar. Isso é normal. Alguns dias serão bons, outros nem tanto.

Recentemente, tive uma semana muito corrida, indo a vários eventos. Não consegui ajudar em casa, não consegui praticar atividade física, dormi mal e pouco quase todos os dias. No fim da semana, estava exausta. Antigamente, passando por essa semana difícil, eu teria me cobrado muito, por não ter seguido com os meus combinados, não ter praticado atividade física, não ter me alimentado direito nem bebido a quantidade certa de água e por aí vai. Hoje, depois que entendi que não damos conta de tudo, sei que aquele foi só um momento em que precisei sair da rotina. Depois desse período, na semana seguinte, voltei aos meus exercícios e ao cuidado que tenho comigo mesma.

Sei que esse pensamento positivo nem sempre é possível, mas ele pode ser treinado. Pensando sobre a sobrecarga e a exaustão que estamos vivendo, por que não sermos mais gentis conosco? Está tudo bem falhar em alguns momentos, está tudo bem não conseguir fazer algumas coisas que havíamos planejado. Tenho um aluno, inclusive, que sempre fala: "Se eu não conseguir, está tudo bem. Não é verdade, Mirian?!". Ele fala isso porque essa tese praticamente já se transformou em um bordão que utilizo sempre. Sim, é verdade.

Porém, nessa rotina doida e lidando com todos os problemas do dia a dia, o que percebo que acontece muitas vezes é nos esquecermos completamente de cuidarmos de nós mesmas. Muitas vezes, ao lidar com a sobrecarga, a mulher simplesmente para de fazer o que gosta, o que realmente a faz feliz. Faremos um exercício ao fim deste capítulo sobre esse tema, mas quero que você comece a refletir sobre isso aqui e agora.

Quando foi a última vez que você parou para fazer algo que a faria efetivamente feliz? Quando foi a última vez que você teve um momento de autocuidado consigo mesma? Quando foi que você deixou de cuidar de si? Por que você se esqueceu de olhar para o que gosta e o que a faz feliz? São perguntas tão importantes, e ainda assim tão ignoradas pela maior parte de nós. Não à toa estamos tão exaustas e cansadas, nos sentindo desconectadas do corpo e da mente.

Embora exista um esforço enorme para fazer diferente, nem sempre conseguimos, pelo simples fato de que não sabemos nem por onde começar. Ficamos completamente divididas e confusas, assim como comentei no exemplo no início do capítulo. Isso sem contar que muitas vezes as mulheres acabam passando por dificuldades tão grandes que precisam se reencontrar para poder respirar. Algo muito comum e que percebo ser recorrente é abandonar a carreira para se dedicar aos filhos e viver muitos conflitos em relação a isso, assim como aconteceu com uma das minhas pacientes há alguns anos.

Com muito destaque em sua carreira de executiva, ela e o marido decidiram que a melhor opção era que ela saísse da área em que trabalhava para ser sócia do marido e, juntos, cuidassem do negócio em desenvolvimento. Então, sócios, eles passaram a cuidar da empresa, até que, em determinado momento, ela engravidou. Ficou com medo, até porque tinha escutado da sua mãe, desde cedo, que depois dos filhos a carreira da mulher acaba. Minha paciente parou de trabalhar, ficou cuidando dos filhos por algum tempo e, depois de eles ficarem maiores, decidiu voltar ao trabalho. Mas tudo estava diferente.

A empresa tinha crescido bastante, muitas coisas tinham mudado, e ela se sentia inadequada lá dentro. Pediu uma sala no novo espaço, fez mudanças e tentou se sentir integrada, mas não estava conseguindo. Apesar de ter voltado ao trabalho, a verdade é que ela ainda chegava mais tarde porque levava os filhos à escola, não conseguia participar das reuniões e acabava saindo mais cedo para buscá-los. Assim, parecia que aquele ambiente não lhe pertencia.

Veja que aqui estamos falando apenas das percepções dela, porque, quando ela me procurou, percebemos que o marido estava fazendo de tudo para que ela se sentisse melhor, mas isso não estava acontecendo. Trabalhamos juntas aquela crença, existente desde a infância, de que a carreira da mulher acaba depois dos filhos. Precisei mostrar a ela que essa autocobrança excessiva era destrutiva e desnecessária.

Foram muitas conversas, muita terapia e muito trabalho interno para que ela voltasse a se sentir bem naquele ambiente, para que conseguisse lidar com tudo. Para que ela pudesse encontrar as suas verdades internas, se sentir bem consigo mesma e poder viver mais feliz e realizada.

Sobre essas verdades que comentei, existe um livro que mudou completamente a minha vida, e recomendo muito a leitura. *O que eu sei de verdade*, da apresentadora, jornalista, atriz, empresária e produtora norte-americana Oprah Winfrey mudou o modo como vejo a vida. Em uma conversa sincera com o leitor, ela conta sobre sua experiência e sua maneira de enxergar o que acontece, de lidar com os desafios, de ser gentil consigo mesma e de aproveitar mais cada momento que vive.[10]

Quando comecei a leitura, estava completamente despretensiosa de que gostaria tanto, mas tantos temas importantes são abordados, que perdi as contas de quantas vezes acabei destacando trechos no meu e-book. Em determinada parte do livro, enquanto fala sobre o seu processo de se conhecer e não precisar agradar aos outros o tempo inteiro, ela comenta sobre a importância de respeitarmos os nossos momentos:

> *Antes de dizer sim a alguém, pergunte a si mesmo: Qual é a minha verdadeira intenção? Ela deve vir da sua parte mais pura, não da sua cabeça. Se tiver que pedir conselhos, permita-se esperar até que um sim ou um não ressoe dentro de você. Se for a coisa certa, todo o seu corpo vai sentir que sim.*[11]

10 WINFREY, O. **O que eu sei de verdade**. Rio de Janeiro: Sextante, 2017.

11 *Ibidem*. p. 139.

Você tem feito isso por você? Muitas vezes, na busca incessante de falarmos "sim" a todas as pessoas à nossa volta e agradarmos ao outro – e não a nós mesmas –, ficamos presas a decisões ruins e à sensação de insuficiência. Temos que deixar de lado a sensação de que precisamos ser aceitas, pois já somos amadas e queridas por sermos quem somos. Isso é o bastante!

Depois, mesmo diante dos problemas, precisamos ter calma e entender que a vida é feita de altos e baixos, e que precisamos lidar com eles:

> *As experiências mais difíceis em geral são as que nos trazem mais ensinamentos. Sempre que enfrento problemas, tento perguntar a mim mesma: 'Por que estou passando por isso, e o que posso aprender com essa situação? Qual é o sentido por trás disso, e o que posso aprender com o que está ocorrendo?'. Só depois de entender a verdadeira lição posso tomar a melhor decisão – e sair fortalecida da experiência.*[12]

Em muitos momentos, é preciso coragem! Coragem para enfrentar o que vier, para seguir em frente, para fazer diferente, para aceitar ajuda, para mudar. Oprah fala sobre isso também: "O que realmente mede sua coragem não é o fato de você ter alcançado ou não seu objetivo – é de ter decidido levantar e sacudir a poeira independentemente de quantas vezes tenha fracassado".[13]

Por fim, para fechar este momento, um dos trechos mais lindos do livro, para mim, é aquele em que ela fala

---

12 *Ibidem.* p. 119.

13 *Ibidem.* p. 93.

sobre o nosso papel aqui, nesta existência: "O que eu sei de verdade é que você não foi feito para murchar e se tornar menor do que é, mas para desabrochar e se tornar algo muito maior. Ser mais esplêndido. Mais extraordinário. Usar cada momento para 'encher sua bola'".[14]

> **Isso é o que eu também sei de verdade: você não foi feita para ficar nesse círculo infinito de sofrimento e angústia. Não foi feita para acordar todos os dias com a sensação de que tudo está errado. Não foi feita para viver com tanta tristeza.**

Você foi feita para florescer, ser feliz, sorrir, aproveitar a vida, se sentir realizada e completa. Foi feita para viver o que há de melhor no mundo e conseguir realizar os seus sonhos. Para conseguir cuidar de si mesma, para voltar a olhar para si com cuidado e carinho. Para experimentar o amor. Esse é o objetivo, é para isso que estamos aqui. Portanto, para fecharmos este momento, quero propor um exercício.

Exercício: Uma análise profunda
Para responder às perguntas a seguir, quero que você seja muito sincera consigo mesma. Quero que pare por alguns minutos, analise sua vida e o que tem feito até agora. Com esse diagnóstico, a proposta aqui é que você tenha mais clareza sobre o que está acontecendo em sua vida.

---

14 *Ibidem*. p. 94.

1. O que você gosta de fazer e faz? Enumere a seguir todas as atividades de que você gosta e ainda realiza. Liste tudo o que faz por *você* e mais ninguém.

_____
_____
_____
_____
_____

2. O que você gosta de fazer e *não* faz? Enumere a seguir todas as atividades de que gosta, mas deixou de fazer por motivos específicos, seja família, carreira, vida, sobrecarga etc.

_____
_____
_____
_____
_____

3. O que você *não* gosta de fazer e faz? Enumere a seguir tudo aquilo que você faz mesmo sem gostar, seja por necessidade ou obrigação.

_____
_____
_____
_____
_____

Com essas respostas, quero que você compare: qual foi a pergunta em que você mais colocou itens? Por qual motivo isso está acontecendo? Caso a pergunta com mais itens seja a terceira, quero que você separe um momento agora para refletir sobre como é possível mudar isso, mesmo que seja a partir de um passo a passo pequeno e simples. Você precisa voltar a cuidar de você, a olhar com carinho para sua vida.

Esse passo é indispensável para que você possa seguir em nossa jornada. Sem clareza e autocuidado, não chegaremos a lugar nenhum. No próximo capítulo, mostrarei que existem algumas coisas que precisam mudar para que todo o restante mude.

Por que não sermos mais gentis conosco? Está tudo bem falhar em alguns momentos.

@psicomirianpereira

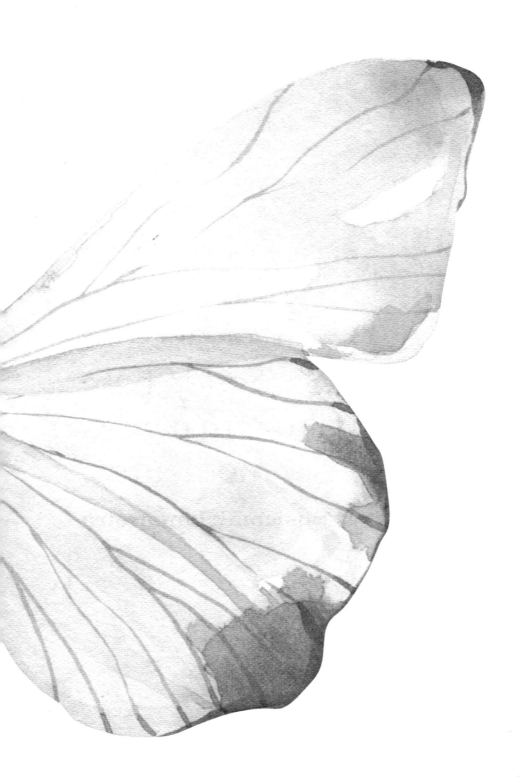

03

Sobre despertar, vulnerabilidade e uma pressão constante

Alguns momentos da nossa vida são como um despertar. Estamos ali, vivendo normalmente, até que algo importante acontece e precisamos lidar com aquilo. Tudo estava seguindo o seu curso natural, mas, de repente, precisamos respirar e refletir: o que fazer agora? Esses despertares, inclusive, servem para nos mostrar que não precisamos demonstrar força a todo momento, que podemos sentir e ser vulneráveis, e que isso é um sinal de coragem. É uma vitória, não uma derrota.

Brené Brown, professora, pesquisadora e autora best-seller, fala sobre esse tema em seu livro mais famoso, *A coragem de ser imperfeito*: "Vulnerabilidade não é conhecer vitória ou derrota; é compreender a necessidade de ambas, é se envolver, se entregar por inteiro".[15] Ela discorre sobre a importância de sermos mais gentis conosco e demonstrarmos a nossa vulnerabilidade. Depois de estudar o tema por décadas, Brown percebeu que não devemos ficar esperando que o tempo inteiro sejamos à prova de balas em relação aos nossos sentimentos e ao que acontece conosco. Na realidade, para estarmos na arena

---

15 BROWN, B. **A coragem de ser imperfeito**: como aceitar a própria vulnerabilidade, vencer a vergonha e ousar ser quem você é. Rio de Janeiro: Sextante, 2016.

da vida, é preciso apenas entender que teremos momentos bons e ruins. E está tudo certo.

Um desses meus momentos, em que precisei parar e analisar o que estava acontecendo, dar uma pausa e respirar, aconteceu quando perdi meu pai, há alguns anos. Quando ele recebeu o diagnóstico da doença de Alzheimer, foi um choque para toda a família. Aos poucos, ele foi adoecendo ainda mais, e em determinado momento sofreu um acidente vascular cerebral, um AVC. Ficou internado no hospital, um mês na UTI, um mês no quarto, e, quando foi liberado para voltar para casa, ainda estava muito debilitado. Um dia, assim como outro qualquer, recebi a ligação avisando que ele tinha nos deixado.

Apesar de já ter perdido pessoas próximas, viver o luto da morte do meu pai foi completamente diferente. A minha sensação era de que tinham arrancado uma parte do meu coração. Era estranho, desafiador, eu não conseguia lidar com aquilo. Como poderia estar faltando um pedaço tão grande no meu coração? Sofri, chorei, vivi o luto e desmarquei todos os meus pacientes e compromissos por alguns dias. Pensei comigo: *Bom, esse tempo será suficiente para que eu me recupere. Sou uma mulher forte, aprendi com minha mãe a ser uma fortaleza e já lidei com situações muito difíceis, vou conseguir lidar com essa também.* Era assim que eu imaginava que seria, entretanto, a vida nos prega peças e é uma caixinha de surpresas. Ela coloca desafios à nossa frente e nos dá indícios muito claros do que precisa ser feito. Se prestarmos atenção, os sinais estão ali.

Assim, alguns dias após a morte do meu pai, achei que estava bem o suficiente para voltar aos atendimentos. Recebi a primeira paciente, chamei-a para que ela entrasse na sala, sentei à frente dela para a nossa consulta e ela começou a falar. Contou que tinha brigado com o próprio pai, que estava muito brava com ele por conta disso e que precisava de ajuda para lidar com tudo aquilo. Contou todos os motivos pelos quais não estava falando com o pai... E ali eu tive que pedir a ela para pausar. Eu estava gelada por dentro. Na minha mente, eu só conseguia pensar que ela precisava agradecer, afinal, o pai dela estava vivo. Eu, por outro lado, nunca mais poderia abraçar meu pai, olhar nos olhos dele, ou ter mais um momento com ele. Esse foi o meu despertar. Eu, que me considerava forte e tinha certeza de que tinha processado muito bem essa perda, percebi que não era bem assim.

Pedi desculpas à minha paciente e disse que, infelizmente, não poderia atendê-la naquele dia. Expliquei a situação, falei que não estava me sentindo bem e não conseguiria oferecer a ajuda de que ela precisava naquele momento. Depois que ela foi embora, pedi à minha assistente para desmarcar todos os meus pacientes e fui para casa. Refleti sobre o que tinha acontecido. Será que eu estava exagerando? Será que eu realmente não conseguiria lidar com aquilo?

Analisei o meu coração e percebi que não, não era exagero, eu precisava de tempo para processar tudo o que tinha acontecido. Percebi que não estava em condições de oferecer ajuda psicológica às pessoas, porque meu próprio psicológico estava abalado. Era preciso respeitar o meu tempo e o meu momento. Eu era – e sou – forte. Mas nem sempre vamos conseguir nos manter assim enfrentando determinadas questões. Isso não nos diminui, mas, sim, nos engrandece.

Quando a minha ficha caiu para o fato de que eu precisava respeitar o meu processo para superar a morte do meu pai, muitas outras coisas mudaram na minha vida. Se eu não resolvesse isso internamente, como poderia ajudar as outras pessoas? Então, respirei e decidi cuidar de mim.

Ainda naquela semana, eu e o Júlio, o meu marido, faríamos um treinamento para dezenas de alunos e decidi que, pela primeira vez, eu não participaria. Conversei com ele, expliquei a situação, disse que não estava em condições de fazer aquilo e que precisava de tempo. Ele ficou surpreso, é claro, porque eu jamais tinha feito isso, mas entendeu e me apoiou. Como o treinamento seria em outra cidade, ele ficaria mais ou menos dez dias fora, e decidi que a melhor coisa seria eu ficar sozinha em casa aguardando o seu retorno. Conversamos, e o Júlio me pediu apenas para ficar no hotel com ele, assim ele poderia cuidar de mim mesmo que em poucos momentos, ao tomarmos café da manhã, almoçarmos e jantarmos juntos. Ali tive outro despertar: muitas vezes, não deixamos as pessoas nos ajudar e tentamos dar conta de tudo sozinhas. Foi um gesto de carinho dele, porque estava preocupado comigo e não queria que eu ficasse sozinha, então aceitei e passei aqueles dias no hotel sem trabalhar enquanto ele dava o treinamento com a nossa equipe.

Aceitar que não sou a Mulher-Maravilha foi uma das clarezas mais importantes desse período. Muitas vezes, achamos que damos conta de tudo, mas a vida vem e nos mostra que precisamos pausar, relaxar e lidar com algumas questões. Sei que tenho um privilégio enorme de poder ter colocado essa pausa em minha agenda. Sei que muitas mulheres não têm essa possibilidade, seja por questões financeiras, seja por que têm trabalhos mais rígidos que não permitem que isso aconteça, mas o meu ponto aqui é que precisamos olhar internamente para o que estamos sentindo, a fim de podermos nos curar. Assim como comentei, mostrar a minha vulnerabilidade foi um ato de coragem para que eu pudesse lidar com o desafio que estava à minha frente.

Os dias bons virão. Os ruins também. O que se diferencia, portanto, é como vamos enfrentar tudo isso. Enquanto escrevo essas palavras, inclusive, lembrei-me de uma paciente que atendi nessa última semana. Recentemente ela recebeu o diagnóstico de um câncer e terá que fazer uma cirurgia para retirar o útero. Em nossas consultas, trabalhamos essa questão, e ela está lidando muito bem com tudo isso, entretanto, chegou em nosso papo essa semana e relatou que acha que está regredindo, porque voltou a ficar triste com o diagnóstico. Será que foi uma recaída mesmo? Com certeza, não. Expliquei a ela que é uma situação muito delicada, que ela é forte, mas que está tudo bem não estar 100% feliz a todo momento. Qual é o problema de chorar quando temos vontade? Qual é o problema de aceitar os dias em que estamos um pouco mais deprimidas? Nenhum. Por que então problematizar isso?

Quando vivi a perda do meu pai, sofri muito e aprendi a duras penas que preciso respeitar os meus momentos. Depois, quando perdi a minha irmã que tinha síndrome de Down, respeitei o meu luto e coloquei um tempo maior de pausa na minha agenda para que pudesse processar adequadamente o meu sofrimento.

Às vezes, o que percebo é que a sociedade coloca uma cobrança muito grande em cima de nós para que estejamos bem a todo momento, para que tenhamos a vida perfeita, os dias perfeitos. A sociedade nos cobra que sejamos fortes e inabaláveis, mas é difícil fazer isso quando analisamos as dificuldades extras que enfrentamos apenas por sermos mulheres.

Em relação aos riscos, com certeza o sentimento de insegurança é fator crucial, como apontou um estudo feito pela Locomotiva e pelo Instituto Patrícia Galvão, que diz que 97% das mulheres que vivem no Brasil têm medo de sofrer algum tipo de violência ou importunação enquanto se deslocam por suas cidades. Entre as mulheres pesquisadas, 80% disseram que adotam algum tipo de medida de segurança no cotidiano para se deslocar e 74% disseram já ter passado por alguma situação de violência na rua.[16]

Ainda, segundo uma pesquisa feita em 2022 pelo Instituto Brasileiro de Geografia e Estatística (IBGE), mulheres gastam por semana 9,6 horas a mais do que os homens com atividades domésticas ou cuidados familiares, totalizando 21,3 horas para mulheres e apenas 11,7 horas para os homens.[17] E se em casa temos muitas coisas para fazer, a sobrecarga no trabalho também não é pouca. Um estudo feito pela KPMG com mulheres líderes em mais de cinquenta países, incluindo o Brasil, mostrou

---

16 BITAR, R. Evitar sair à noite, compartilhar localização: maioria das mulheres adota medidas para driblar insegurança no Brasil, diz pesquisa. **G1**, 24 nov. 2023. Disponível em: https://g1.globo.com/sp/sao-paulo/noticia/2023/11/24/evitar-sair-a-noite-compartilhar-localizacao-maioria-das-mulheres-adota-medidas-para-driblar-inseguranca-no-brasil-diz-pesquisa.ghtml. Acesso em: 21 abr. 2024.

17 RIBEIRO, M. Carga mental feminina: por que as mulheres estão exaustas? **Drauzio Varella**, [s. l.], 27 dez. 2023. Disponível em: https://drauziovarella.uol.com.br/mulher/carga-mental-feminina-por-que-as-mulheres-estao-exaustas/. Acesso em: 20 abr. 2024.

que executivas trabalham aproximadamente setenta horas semanais entre o trabalho remunerado (cinquenta horas) e os afazeres domésticos e cuidados com os filhos (vinte horas). Sobrecarga e esgotamento físico e mental fazem parte da vida de 55% dessas mulheres.[18]

E vejo que essa cobrança para ser forte e perfeita aumentou ainda mais depois do surgimento das redes sociais. Essas plataformas têm um papel fundamental na nossa necessidade constante de perfeição. Tudo é maravilhoso na internet. As pessoas escolhem qual parte da vida querem revelar ao mundo e mostram apenas o que dá certo, os dias felizes. Pouco se fala sobre o que dá errado, sobre o que é imperfeito, sobre a tristeza vivida e as dificuldades que precisamos superar. Mas essa idealização não é real.

Segundo um estudo feito pela Royal Society for Public Health (RSPH) em parceria com o Young Health Movement, 90% das mulheres que participaram da entrevista disseram que os aplicativos de redes sociais focados em fotos e vídeos fazem com que elas se sintam mal em relação à própria imagem.[19] Você se sente assim? É difícil ficar completamente imune a esse efeito.

Desde muito pequenas, enfrentamos uma pressão social intensa, que é imposta tanto pela estética perfeita

---

18 MULHERES exaustas: sobrecarga de trabalho afeta 55% das executivas brasileiras. **O Globo**, Rio de Janeiro, 8 mar. 2024. Disponível em: https://oglobo.globo.com/economia/noticia/2024/03/08/mulheres-exaustas-sobrecarga-de-trabalho-afeta-55percent-das-executivas-brasileiras.ghtml. Acesso em: 22 abr. 2024.

19 MULHERES perfeitas: como as redes sociais afetam a saúde mental feminina. **Ame Sua Mente**, 2024. Disponível em: www.amesuamente.org.br/blog/mulheres-perfeitas-como-as-redes-sociais-afetam-a-saude-mental-feminina/. Acesso em: 29 abr. 2024.

que precisamos ter quanto pelos múltiplos papéis que a sociedade espera que desempenhemos. Precisamos ser inteligentes, maduras, resilientes, afáveis, respeitosas e, é claro, belas. Nos homens, cabelo branco e ruga são sinais de charme. Nas mulheres, de desleixo. Para os homens, ter uma barriguinha é visto como sinal de saúde. Nas mulheres, de descuido. Precisamos cuidar da casa, dos filhos, do marido, dos amigos e da carreira sem deixar a peteca cair jamais. Isso sem contar que precisamos estar lindas e perfeitas em absolutamente todos os momentos. São expectativas tão irreais que, à medida que envelhecemos, vamos colocando cada vez mais carga emocional e mental em nosso sistema, até que ele pifa. No fim das contas, a nossa autoestima e a nossa autoconfiança acabam, e a autocobrança aumenta.

A solução, por outro lado, seria tentarmos promover uma cultura com mais aceitação e empatia. Precisamos respeitar os nossos momentos e despertares. Precisamos entender que a vida é feita de fases, e cada uma delas é importante para o momento que estamos vivendo e o que precisamos enfrentar e superar. Às vezes, teremos que lidar com um luto, com a doença de um familiar ou até mesmo com algum diagnóstico difícil que recebemos. Teremos que lidar com términos de relacionamento ou o afastamento de pessoas que amamos. Ou talvez a batalha que teremos que enfrentar seja com nós mesmas, com a cobrança que colocamos em nossa vida, assim como aconteceu com uma paciente que atendi há alguns meses.

Ela é psicóloga do trabalho e, depois da gravidez, decidiu pausar a carreira para cuidar exclusivamente do filho. O que aconteceu, contudo, era que minha paciente se cobrava demais por ter tomado essa decisão. Pensava: *Poxa, fiz uma faculdade, meus pais me ajudaram a pagar, e eu não estou exercendo a minha profissão?* Ela poderia deixar o filho na escola, mas tinha medo de que as outras pessoas não cuidassem bem dele. Era uma briga interna muito grande. Sentia que precisava dar conta de tudo: ser uma excelente profissional e uma mãe perfeita. Colocava uma pressão tão grande em si mesma que acabou adoecendo.

Depois de muitas conversas e terapia, ela finalmente chegou à conclusão de que está tudo bem ela não trabalhar enquanto o filho ainda é muito pequeno e dependente dela. Conseguiu se acalmar e não colocar tanta pressão em si mesma para viver e aproveitar aquele momento em que tinha se tornado mãe. Entendeu que, depois de algum tempo, com o filho um pouco maior, ela conseguirá deixá-lo sob cuidados externos e retomará a sua carreira para crescer e se desenvolver. Em outras palavras, aprendeu a lidar com a própria autocobrança.

Não podemos deixar que esse sentimento nos consuma. Somos seres humanos, com falhas e imperfeições, e somos únicas também por esse motivo. Devemos nos permitir viver a nossa vida de acordo com o nosso ritmo e as nossas próprias escolhas. Devemos valorizar o nosso tempo e cuidarmos de nós mesmas. Cultivar essa relação mais compassiva com nós mesmas é a essência da vida. Autenticidade, paciência e compaixão são palavras que precisam estar constantemente em nossos atos.

Li muito sobre esse caminho de autoaceitação e cuidado no livro *Minha história*, de Michelle Obama, quando ela fala sobre empoderamento e autenticidade. Em um relato poderoso e inspirador, a ex-primeira-dama dos

Estados Unidos abre seu coração ao contar sua história desde criança até a vida adulta, quando conheceu Barack Obama, casou-se, teve suas filhas e assumiu o posto de primeira-dama dos Estados Unidos. Em toda essa trajetória, desde sua infância e a conexão com a música, a ida a Princeton para estudar Direito e seu encontro com Barack, ela passa também por temas fundamentais, como a inevitável necessidade de lidar com o racismo e o machismo em uma comunidade que não dá voz a pessoas como ela. Precisou, desde cedo, lidar com o preconceito para que pudesse ser ouvida e conquistar seu espaço.

Muito mais do que isso, e reforçando toda a questão da sobrecarga que comentamos até aqui, um trecho do livro me marcou muito e faço questão de reproduzi-lo aqui. No capítulo quinze, enquanto conta sobre o momento em que já era mãe e precisava conciliar uma rotina turbulenta com todas as tarefas de casa, ela fala sobre um shopping que existia em Chicago e que era o seu refúgio em muitos momentos.

> *Na Clybourn Avenue, em Chicago, logo ao norte do centro da cidade, havia um estranho paraíso, aparentemente construído para mães que trabalhavam e que eu podia jurar ter sido feito sobretudo para mim: era um shopping convencional, bem americano, que tinha de tudo. [...] Eu era fã do lugar. Podia estacionar o carro, passar rapidinho por duas ou três lojas conforme a necessidade, pegar um burrito e voltar à minha mesa em sessenta minutos. Eu preferia as idas relâmpago na hora do almoço – comprava meias novas, presentes para alguma criança que estivesse fazendo aniversário, caixas de suco de frutas e copinhos de suco de maçã.*

> *Sasha e Malia agora estavam com três e seis anos, respectivamente, muito ativas e espertas, crescendo rápido. A energia delas me tirava o fôlego. E isso só aumentava o encanto ocasional do shopping. Às vezes, eu me sentava no carro dentro do estacionamento e comia meu fast-food sozinha, com o rádio ligado, aliviada, impressionada com minha eficiência. Essa era a vida com crianças pequenas. Isso era o que às vezes podia se considerar uma realização. Eu tinha conseguido comprar o suco de maçã. Estava fazendo uma refeição. Todos ainda estavam vivos. Olhem como estou dando conta, era o que eu queria dizer nesses momentos para o meu público inexistente. Perceberam como estou me virando bem?*[20]

Quando li esse trecho, parei por alguns minutos para refletir. Comer no carro sozinha, para Michelle, naquele momento, era como tirar um momento só seu para refletir e respirar aliviada. O mesmo acontecia com Gisele Bündchen, que no livro *Aprendizados* comenta que, enquanto estava na loucura, o seu momento mais particular para respirar era quando saía para fumar sozinha: "Eu me lembrei de todas as vezes que estive em festas e, me sentindo sufocada, irritada ou inquieta, descia ou saía para fumar. Fosse qual fosse o motivo, dizia a mim mesma que precisava de uma pausa para respirar. Era verdade: eu *realmente* precisava de uma pausa para respirar. Era tudo que me faltava: *respirar*".[21]

Perceba que aqui temos duas mulheres poderosas, com carreiras brilhantes, muitas vitórias conquistadas,

---

20 OBAMA, M. **Minha história**. São Paulo: Objetiva, 2018. p. 227.

21 BÜNDCHEN, G. *op. cit.*

e cada uma vivendo a sobrecarga e explicando em quais momentos sentiam que poderiam parar para respirar ou ter um momento só seu. Perceber isso me chocou. Essa pressão da sociedade e a sensação de sobrecarga está na vida de todas nós, independentemente de cor, gênero, idade, orientação sexual ou qualquer outro tipo de segmentação. Se somos mulheres, invariavelmente parecemos precisar sofrer com a pressão externa e com a sobrecarga de atividades e papéis que precisamos desempenhar, seja aqui, no Peru, na China ou na Índia. De Norte a Sul, Leste a Oeste, esse fato é imutável.

Em seu outro livro, lançado em 2022, Michelle menciona algo com que concordo e em que acredito muito:

Quando o equilíbrio é impossível, somos provocados a evoluir. [...] Nós mesmos estamos sempre em movimento, em desenvolvimento. Estamos sempre mudando. Não paramos de aprender nem quando estamos cansados de aprender, nem de mudar quando estamos exaustos de mudar. Poucos são os resultados garantidos. Todo dia temos a tarefa de nos tornarmos uma nova versão de nós mesmos.[22]

Acredito muito nisso! Mesmo com alguns prognósticos difíceis, podemos mudar e fazer diferente. Hoje, se possível. Se não der, amanhã é um ótimo dia para começar. Mas por que não agora? Por que não neste momento, pensando e refletindo sobre tudo o que conversamos até aqui para alcançar essa cura emocional e para a sua

---

22 OBAMA, M. **Nossa luz interior**: superação em tempos incertos. Rio de Janeiro: Objetiva, 2022.

jornada ser mais leve e ter mais significado? Quem sabe o resultado não surpreenderá você?!

Exercício: Para refletir

Existem alguns pressupostos básicos da Programação Neurolinguística que são maravilhosos e funcionam muito bem quando estamos enfrentando uma fase difícil e precisamos encontrar força para avançar. Utilizo sempre essas ideias com as minhas pacientes e quero apresentá-las aqui para você.

1. Cada um faz o melhor que pode com os recursos e o contexto do momento.
Olhe para a situação que está lhe afligindo e pense que tudo o que aconteceu foi o melhor que você poderia fazer com os recursos internos que tinha. Talvez você tenha tomado uma atitude porque não estava se sentindo completamente segura, talvez tenha faltado resiliência ou coragem, não importa. O que importa é que você fez o melhor que podia com o que tinha naquele momento. Que tal ser mais empática consigo mesma?

2. Todo comportamento tem uma intenção. Ela pode ser negativa e positiva. Qual lado você escolhe olhar agora?
Qual é a intenção do que está acontecendo com você? Se você está triste, frustrada e lidando com algum desafio, provavelmente já está vivendo a intenção negativa. Se mudarmos a chave e olharmos o lado positivo do que está acontecendo, qual será a intenção positiva de tudo isso? O que você pode tirar de bom do que aconteceu? Por que acha que está passando por isso? Talvez você precise se cuidar mais, talvez precise se permitir chorar mais,

talvez precise enfrentar esse desafio para sair mais forte dele. Não importa! Procure a intenção positiva do que quer que esteja acontecendo com você agora.

Separe alguns minutos para refletir sobre esse tema. Pode ser agora, enquanto ainda segura o livro em suas mãos, ou mais tarde, antes de dormir. Mas não deixe essa atividade passar. Ela é muito importante para o nosso próximo passo.

Cultivar essa relação mais compassiva com nós mesmas é a essência da vida.

@psicomirianpereira

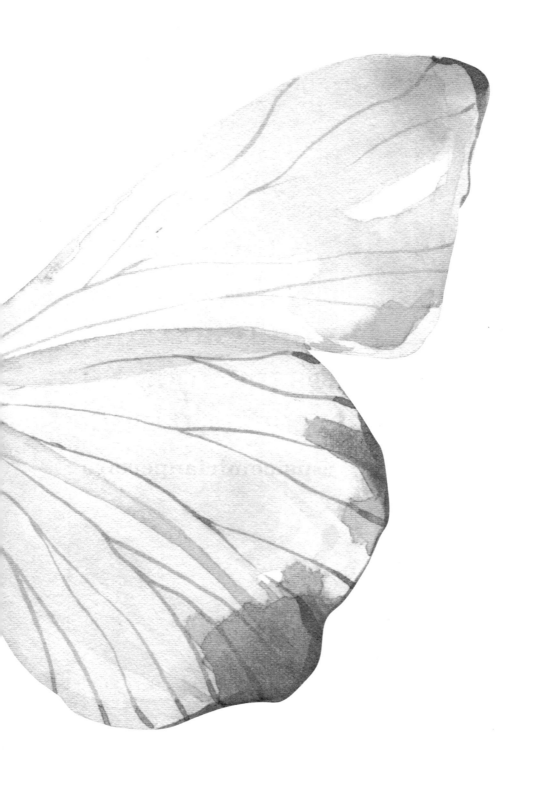

04

Hora da mudança

Chegamos ao ponto de não retorno, um momento crítico em que uma decisão ou ação precisa ser tomada e será impossível voltar atrás. O ponto de não retorno marca uma mudança definitiva, aquela que você começou a fazer na primeira página do livro e para qual dá mais um passo adiante a partir de agora. Se você está aqui comigo, nesta página, não existe mais a possibilidade de desistir ou de voltar atrás, até porque tenho certeza de que a chama da mudança está acesa dentro da sua mente e do seu coração, já provocando alterações, novas ideias e novos sentimentos que vão ajudá-la a passar por todo e qualquer processo de cura emocional de que precisa.

Justamente por isso chegamos ao ponto de não retorno. Tudo o que você já mudou e decidiu até aqui fez diferença, mas é a partir destas páginas e do próximo capítulo que quero provocar reflexões profundas para causar a mudança. A partir daqui você escolherá um caminho de superação e leveza. Não há mais volta: o que a espera é um futuro de coragem, força, crescimento e realização. Dito isso, é hora de apresentar os fatos.

O encontro entre a razão e a emoção

Nos próximos capítulos, mais precisamente do capítulo 5 ao capítulo 10, apresentarei a você a metodologia que criei depois de ter superado o desafio de não poder ter filhos. Mas, para que você entenda efetivamente como construí esse método e qual foi a trajetória que percorri, quero aprofundar um pouco mais a história que iniciei na introdução.

Lá, comentei sobre como foi difícil tentar engravidar e depois precisar lidar com a alta probabilidade de que a criança nascesse com fibrose cística. A cada novo mês que a minha menstruação chegava, eu sentia uma frustração gigante por pensar que não poderia ter filhos. Dos meus 28 anos, quando comecei a ser tentante, até os 38 anos, ao decidir parar de tentar, foram tantas lágrimas, que elas poderiam muito bem provocar uma pancada de chuva em um cômodo pequeno. Ficava nervosa, angustiada, decepcionada, inconformada que aquilo estivesse acontecendo. *Por que eu?*, era o questionamento que eu mais fazia. *Por que isso está acontecendo comigo? Por que justo comigo? Por que não dá certo comigo? O que Deus tem contra mim?* Eram essas e outras as perguntas que passavam pela minha mente. Minhas amigas, primas, conhecidas, todas engravidavam, mas eu, não. E jamais poderia. Tinha raiva de mim mesma, de Deus e do mundo – apesar de escrever isso com tristeza no meu coração, hoje eu agradeço por não me sentir mais assim.

Hoje percebo que vivi todas as emoções desse processo com muita intensidade. Depois que tomamos a decisão, dentro do carro, de não termos filhos, eu precisava encontrar uma maneira de lidar com aquilo, mas parecia que estava me afogando, engolindo água, sem conseguir encontrar oxigênio dentro do caos. Perguntava a mim mesma se seria uma pessoa triste e frustrada para sempre, e tinha medo de que isso acontecesse.

Mas, ao mesmo tempo, em várias conversas com o Júlio, falava a ele: "Se Deus nos mostrou de tantas maneiras que o melhor caminho era seguirmos só eu e você, por que não abraçarmos essa proposta e sermos felizes?". A grande questão, contudo, é fazer com que a emoção encontre a razão. Muitas vezes vemos que aquilo é razoável, faz sentido, mas não conseguimos alinhar as nossas emoções com o que enxergamos.

Então, o que aconteceu foi que, nessa busca por respostas e por cura interna, precisei lidar com a dor. Precisei entender o que estava acontecendo, como eu me sentia, qual era a fonte do meu sofrimento e quais interpretações eu estava fazendo a partir do que tinha acontecido, e com essas respostas precisava buscar a cura de uma ferida gigante, pulsante e que sangrava muito. Era algo com que eu precisaria lidar para o resto da minha vida. Foi assim que a metodologia que veremos nos próximos capítulos surgiu. Foi deixando fluir as emoções que encontrei a razão.

Naquele momento, parei e refleti: *Ok, não posso ter filhos, mas vou sofrer para o resto da minha vida? É isso o que eu quero?* Acredito com todas as minhas forças que Deus não nos coloca na Terra para sofrermos. Se estou aqui, é porque existe algo maior que me segura e me mostra o caminho. Talvez esse caminho não seja aquele que imaginei para mim, mas está tudo bem. Preciso entender que existe uma missão, um objetivo para mim, e por isso não posso passar o resto da vida sofrendo por algo que aconteceu. Foi assim que surgiram algumas reflexões, tais como por qual motivo preciso passar por isso, o que preciso aprender e qual é o lado positivo de tudo o que aconteceu.

Hoje, eu e o Júlio conversamos sobre essa história e sempre buscamos ressignificá-la, procurando os pontos positivos de não termos tido filhos. É claro que a minha proposta jamais seria falar que é ruim ter crianças na própria família, e, sim, mostrar que precisávamos encontrar um caminho para reestruturar o nosso relacionamento a partir de tudo o que aconteceu e da nova decisão de que passaríamos o resto da vida só eu e ele. Isso não é ruim, é bom.

Em muitos momentos falamos sobre como podemos utilizar o nosso dinheiro para fazer coisas de que gostamos, como viagens, esportes e atividades que nos trazem felicidade. Em outros momentos, ressignificamos essa situação pensando que não temos preocupações ou que podemos curtir a vida juntos sem nos preocupar com outros fatores que envolvem crianças. Entre essas e tantas outras opções, sempre buscamos palavras de conforto e entendimento para que pudéssemos estar bem com o que havia acontecido e com o que precisaríamos lidar. E isso nos fez muito bem.

Se no início chorei muito, sofri, pensei que o mundo acabaria para mim, depois, trazendo a razão para a mesa, percebi que, ao colocar tudo para fora, eu estava tirando de dentro de mim o sofrimento que me dilacerava. Foi então que aceitei e decidi seguir em frente. Coloquei um ponto-final na dor e decidi, como uma mulher adulta, que precisava fazer algo para mudar. Decidi que não mais viveria pela metade, me sentindo incompleta por não ter filhos, mas, sim, que seria inteira, íntegra, plena e realizada.

Tudo o que eu sentia, anotava. Fazia isso sem nenhum tipo de pretensão de transformar em um passo a passo. Mas depois, quando recebi a paciente sobre a qual comentei na introdução, percebi que as minhas anotações eram perfeitas para ajudá-la a superar o seu sofrimento também. Portanto, essa foi a jornada de construção do método, e a partir de agora veremos cinco passos. Quero mostrar a você cada um deles e o que significaram durante o meu processo de cura.

A beleza oculta do aprendizado

No primeiro passo, MINHAS PRIORIDADES, vamos falar sobre a importância de cuidar de si mesma. Explicarei a diferença entre raiva e tristeza, como não viver em negação e o que é necessário fazer para se priorizar. Nessa etapa, precisei entender o que havia acontecido e, como era uma coisa imutável, precisei olhar para dentro do meu ser e perceber que existia algo que não estava dando certo. Precisei parar de viver em negação e lidar com as minhas emoções.

Depois, temos a etapa de MARCAR O PRESENTE. Nela vou mostrar como o amanhã é história para os ansiosos e o ontem já ficou para trás. Marcar o presente é entender que você não precisa aguentar tudo, mas precisa se deixar sofrer por um período antes de conseguir seguir em frente. É também entender que precisamos parar de focar o passado e começar a olhar o presente. Para mim, que estava em um processo de busca por sentido, precisei entender que estava tudo bem mesmo perante tudo o que havia acontecido.

No terceiro passo, MUDANÇAS PRECISAS, o objetivo é entender exatamente o que precisa ser mudado a partir de agora. Falaremos da diferença entre entendimento e aceitação e abordo o lado racional do ser humano para que você possa ver com mais clareza as situações. Terminaremos em quatro reflexões importantes que ajudarão você a encarar o sofrimento com outros olhos. No meu caso, percebi que precisava passar por mudanças precisas e encontrar um novo caminho para a felicidade.

O passo MAIS PREPARADA nada mais significa do que buscar o conhecimento para transformar a própria vida. Trata-se de ressignificar a situação, seja lá qual for, para encontrar algo mais leve e positivo nessa jornada e fazer escolhas de modo maduro e consistente. Uma vez que o problema foi entendido e ressignificado, por que não utilizar a maturidade poderosa para enxergar o que aconteceu com novos olhos e fazer disso uma mudança interna? Em meu processo de cura, foi aqui que deixei de me preocupar com o que havia acontecido e percebi que a maturidade poderosa seria o início de uma nova jornada.

Por fim, o quinto passo, MUNDO PERFEITO, envolve a construção da vida extraordinária que você merece, os seus planos de vida e o que planejará e realizará a partir de agora, do seu novo estado de realização pessoal. No meu caso, decidi programar uma viagem de reencontro comigo mesma para Santiago de Compostela, na Espanha, viagem essa que rendeu um livro que escrevi em 2019 para registrar esse processo de crescimento.

E talvez você não tenha percebido, mas todos os passos da metodologia estão conectados à minha mentoria Mulheres PUVE (Para Uma Vida Extraordinária) e fazem referência ao meu nome: todos eles têm as iniciais M e P, Mirian Pereira. Por ter passado por essa jornada de reencontro comigo mesma, desenvolvi essa metodologia para poder ajudar outras mulheres que precisavam superar dificuldades, assim como eu superei.

Inclusive, um momento que me marcou muito nessa jornada de cura da dor emocional de não poder ter filhos foi quando assisti ao filme *Beleza oculta*, de 2017, que conta com grandes nomes como Will Smith e Edward Norton.[23] Ao explorar temas como amor, perda e redenção, a proposta é contar a história de Howard Inlet, um executivo publicitário de Nova York, nos Estados Unidos, que passa por um período de fundo do poço com um quadro muito grave de depressão após a perda da filha.

Ele não consegue lidar com a própria dor, sofre muito, e começa a escrever algumas cartas para conceitos abstratos como amor, tempo e morte, colocando para fora tudo o que está sentindo, a sua raiva e o seu desespero. Isso acontece até que, em determinado momento, alguns de seus amigos criam um plano para ajudá-lo. Parece uma loucura em um primeiro momento, mas eles seguem a ideia mesmo assim: contratam três atores e pedem a eles que personifiquem o amor, o tempo e a morte ao confrontar Howard e ajudá-lo a enfrentar os seus sentimentos. É assim que ele começa a se reconectar consigo mesmo, entender o que está sentindo e encontrar a redenção e a cura para uma dor emocional tão profunda.

Em toda essa história, uma parte mexeu muito comigo. Em uma cena, uma das atrizes (Claire), que não pode ter filhos, escuta do ator que interpreta o tempo: "Os seus filhos não têm que vir de você, eles podem passar por você". Quando ouvi isso, paralisei. Meus olhos encheram de lágrimas,

---

[23] BELEZA oculta. Direção: David Frankel. Estados Unidos: Warner Bros Pictures, 2017. Longa-metragem (97min).

fiquei completamente sem reação e entendi o que estava acontecendo comigo. Nem sabia que precisava ouvir aquilo, mas o filme trouxe uma mensagem muito importante para mim: na vida de quantas pessoas eu já fiz diferença?

Não consigo contar a quantidade de carinho e mensagens positivas que recebi de pessoas cuja vida ajudei a transformar durante os mais de vinte e cinco anos de trabalho com treinamento e terapia. Percebi que não precisava ter filhos para deixar o meu legado, e só de escrever estas palavras fico emocionada novamente. Faço a diferença no mundo de outra maneira do que aquela que planejei. Se em um primeiro momento achava que transformaria o mundo deixando os meus genes e o meu legado a partir dos filhos, depois percebi que estou contribuindo de outra maneira. Não preciso de filhos para transformar a vida das pessoas – faço isso pelo amor e pelo carinho que sinto ao acreditar que algo melhor nos aguarda.

Assim, percebo que muitas mulheres ficam indo e vindo ao repetir as mesmas perguntas: "Por que isso está acontecendo comigo?", "Por que Fulano consegue, e eu não?", "O que há de errado comigo?". E essas questões aparecem em relação a todas as dores emocionais possíveis, independentemente de ter a ver com filhos ou não. Porém, ao contrário do que você imagina, essas perguntas são um ótimo ponto de partida para a mudança. É a partir delas que tomamos a decisão de mudar e fazer diferente. Foi assim comigo, será assim com você. Até porque, por mais que a proposta jamais seja a comparação com o próximo, a reflexão nos traz a força para perceber que existe algo que precisa ser ajustado em nosso caminho. Algo em que precisamos trabalhar, que precisamos desfazer, ajustar, recolocar, mudar, ressignificar.

Reflexões são importantes para iniciarmos a mudança. De fato, elas fazem parte do primeiro passo, e um bom terapeuta sabe perfeitamente disso, já que a terapia não funciona com aqueles que não pensam nem refletem sobre a própria vida. Por isso, estar aqui já coloca você um passo adiante daqueles que sofrem calados. Buscar e aceitar ajuda, assim como comentei antes, é fundamental.

Então quero que reflita comigo: o que existe de diferente entre a minha história e a sua? Hoje, com mais conhecimento e ferramentas, posso ter o imenso prazer de guiar a sua jornada. Mas, na época em que vivi tudo isso que contei, confesso que por muitos dias achei que não existia saída. Porém, se eu consegui, você também consegue. Consegue olhar para si e perceber que existem vulnerabilidades que fazem parte do nosso ser. Perceber que o que está acontecendo é só uma fase e que você pode se permitir senti-la com todas as suas forças, para que consiga curar-se não apenas superficialmente, mas no fundo da alma. Você pode aceitar que tem o poder de ser livre, de não remoer o passado, de não se preocupar tanto com o futuro e, assim, de encarar o presente. Você pode tudo isso. E muito mais!

Você está preparada. Não tem mais como deixar para lá. Assim como falei, este é o ponto de não retorno. Você vai voltar a sorrir, vai acolher quem você é e ser feliz novamente.

Imagine que estou segurando suas mãos neste exato minuto. Você está ao meu lado, estamos juntas, e as próximas palavras que deixarei aqui são aquelas que estou falando ao olhar nos seus olhos: você é forte, você consegue. A dor só passa quando você passa por ela, e passaremos por isso juntas.

Hora da mudança 85

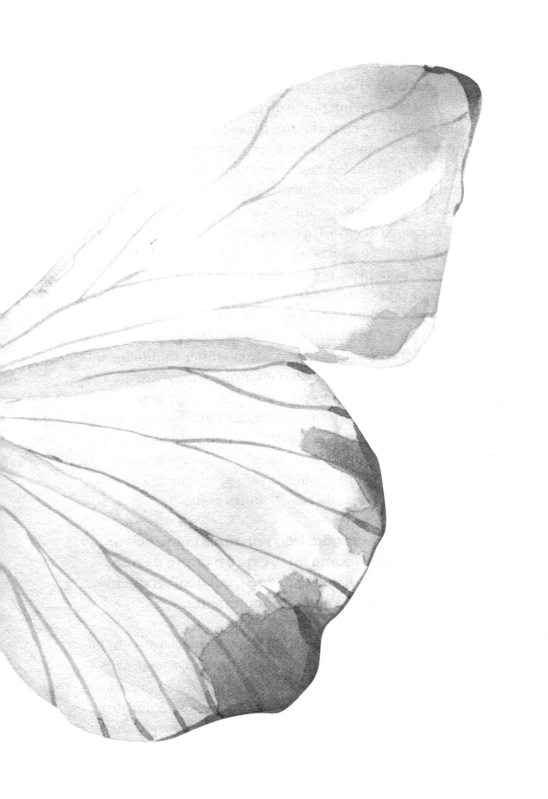

Passo 1: Minhas prioridades

Chegou a hora de começar a cuidar de você. Chegou a hora de começar a pensar sobre suas prioridades, suas vontades e seus desejos. Chegou a hora de olhar para dentro, entender os seus sentimentos e, a partir dessa reflexão, focar toda a sua força e energia em você, para que possa se sentir leve e realizada e voltar a viver feliz.

Os comissários de bordo ensinam nos avisos iniciais de um voo que os passageiros, ao passarem por uma situação de risco ou turbulência forte, precisam colocar a máscara de oxigênio em si antes de se preocupar com familiares e crianças, e o que estou propondo neste capítulo segue a mesma lógica. Quero que você, antes de olhar para filhos, marido, amigos, parceiros, colegas de trabalho ou qualquer outra pessoa importante na sua vida, olhe para si mesma. Quero que pegue a máscara de oxigênio e, com as duas mãos, percebendo os seus sentimentos e o sofrimento que está vivendo, coloque-a em si. É hora de respirar! De cuidar de você!

Como? Pensando sobre algumas coisas de que falaremos a partir de agora.

Negação

Em uma manhã de terça-feira, meados de 2013, recebi uma mensagem de uma paciente que estava precisando de ajuda. Ela me disse que, um belo dia, estava andando pela rua e sentiu um aperto muito forte no peito. Não entendeu o que estava acontecendo, precisou parar por um momento e respirar. Parecia que estava fora do seu corpo, que havia perdido completamente o controle. As pessoas passavam ao seu redor, mas ela parecia não entender o que estava acontecendo. Depois desse dia, essas crises começaram a aparecer com frequência. Uma vez, enquanto tomava banho. Em outro momento, em um jantar de família. No shopping, em casa vendo um filme, argumentando com o marido... E assim por diante. Quando foi ao médico, veio o diagnóstico: síndrome do pânico.

Para quem não sabe, o transtorno de pânico é uma crise de ansiedade repentina que causa sensações de medo, mal-estar, falta de ar, vertigem, palidez, tontura e muitos outros sintomas paralisantes que acometem uma parcela grande da população.[24] Na minha paciente, foi algo silencioso, construído ao longo dos alguns anos, e que acabei descobrindo em uma sessão no consultório. Quando falamos sobre o que ela sentia, o que estava vivendo, ela não entendeu em um primeiro momento por que a síndrome do pânico estava ali. Apenas quando cavamos dentro da sua mente e do seu passado o que tinha acontecido entendemos a verdadeira fonte daquela questão.

---

24 TRANSTORNO do pânico. **Ministério da Saúde**, 2024. Disponível em: https://bvsms.saude.gov.br/transtorno-do-panico/. Acesso em: 25 maio 2024.

Com 32 anos, em um momento de muita felicidade, ela e o marido decidiram ter filhos. Foi uma grande alegria para a família, e tão logo começaram a tentar, ela engravidou. Ela me contou sobre o momento em que viu o teste positivo, a emoção de estar vivendo aquilo. O marido não conseguia esconder a felicidade, nem a família. Tudo lindo e perfeito, até que, um belo dia, com aproximadamente doze semanas de gravidez, ela foi tomar banho porque estava se sentindo estranha. Abriu o chuveiro, deixou a água quente caindo em seu corpo. Quando olhou para baixo, viu muito sangue. Saiu do banho correndo, foi para o hospital acompanhada do marido, mas era tarde demais. Eles tinham perdido o bebê; ela havia sofrido um aborto. Por conta do tempo gestacional, precisou fazer curetagem.

Ali, naquele momento, foi como se tivesse se fechado para o mundo. Decidiu, no hospital mesmo, que aquilo era normal, que estava tudo bem e que nenhuma palavra seria dita sobre o assunto. O marido avisou a família de modo resumido, e a proposta era que todos seguissem em frente. Afinal, eles tentariam novamente quando fosse possível.

Dois dias depois, na segunda-feira, seu marido tinha uma apresentação importante no trabalho e ela, acostumada a acompanhá-lo, foi junto. Chegando lá, como era uma empresa familiar, encontrou um dos tios do marido, que ficou absurdamente assustado com sua presença. Ele perguntou se ela estava bem, se não preferiria passar um tempo descansando por conta de tudo o que havia acontecido. Ela, fechando-se novamente, disse que não: "Estou bem!". Assunto encerrado! Vale pontuar aqui que, durante o nosso papo, ela contou que o marido havia pedido a ela que ficasse em casa para descansar, mas ela decidiu ir mesmo assim, porque se sentia pronta. Detalhes acertados, ela seguiu a vida.

O que aconteceu aqui? Em nenhum momento ela parou para assimilar a situação. Negou a si mesma a realidade daquilo e viveu os próximos anos como se o aborto não fizesse parte de sua história. Assim, voltamos ao meu consultório, em nossa sessão, lidando com a síndrome do pânico. Ao analisarmos seu passado em um exercício de busca pela origem da dor, ela começou a chorar muito quando falou sobre o aborto. Abriu o coração e disse que vivia um processo de negação completo. Não aceitou a perda do filho e colocou um ponto-final naquela história. Porém, dentro dela, existia um machucado que precisava ser tratado. Mais tarde, a dor se transformou em síndrome do pânico.

Veja que não estou falando que negação leva invariavelmente a transtornos como a síndrome do pânico, de modo nenhum. Mas, no caso dessa paciente, isso aconteceu pelo poder destrutivo que a negação exerceu dentro dela. Esse é o poder da negação. É um mecanismo de defesa do nosso organismo para quando nos recusamos a aceitar a realidade de algo doloroso ou traumático. Em vez de confrontarmos e tratarmos o problema, decidimos ignorá-lo, minimizamos ou distorcemos a realidade para evitar o sofrimento. Tudo o que não processamos acaba transbordando em um momento ou outro, de uma maneira ou de outra.

E a negação pode estar presente nas mais variadas situações: perda de um filho, perda de um cônjuge, separação, processo de luto, diagnóstico de uma doença grave e por aí vai. Mas o fato é que precisamos lidar com o que acontece conosco. Precisamos priorizar o que estamos sentindo para lidar com os nossos sentimentos e com a situação. Às vezes, precisamos encontrar um fio de coragem para encarar o problema de frente, em vez de negar sua existência ou omiti-lo. Se aconteceu, você pode enfrentar. Você pode se emocionar, viver as sensações que está sentindo. Isso é se priorizar. Então, caso você esteja, de alguma maneira, negando a si mesma a sua situação de dor emocional, é hora de encarar isso de frente.

Raiva e tristeza

Você sabe diferenciar a raiva da tristeza? Uma das suas prioridades precisa ser olhar para as suas emoções. Sobre esse assunto, um filme que me marcou muito e trouxe uma ótima maneira de explicar raiva e tristeza foi *Divertidamente*, de 2015,[25] que conta a história de Riley, uma menininha de 11 anos que recebe a notícia de que sua família precisará se mudar de Minnesota para São Francisco, o que causa um turbilhão de emoções em sua cabeça. De tudo isso, o mais sensacional no longa-metragem é que vamos acompanhando a história a partir das cinco emoções que vivem na mente de Riley: Alegria, Tristeza, Medo, Raiva e Nojinho.

E aqui temos um ponto de virada: em um incidente no cérebro de Riley, Alegria e Tristeza são sugadas para fora do controle central, fazendo com que Medo, Raiva e Nojinho tomem conta das emoções e gerem uma confusão e

---

25 DIVERTIDAMENTE. Direção: Pete Docter. Estados Unidos: Walt Disney Studios Motion Pictures, 2015. Longa-metragem (95min).

tanto. Riley começa a sentir emoções conflitantes, o caos se instala na sua vida e nada parece fazer sentido, já que a Alegria e a Tristeza, emoções basais, não estão mais no comando. Caso você não tenha assistido a esse filme e sinta vontade de entender melhor como a memória e as emoções funcionam, recomendo que faça isso na próxima chance que tiver. É uma história maravilhosa!

> **Ali conseguimos ver exatamente como a tristeza e a raiva atuam em nossa vida. Cada qual funcionando como um mecanismo de defesa e proteção, elas são importantíssimas, mas também destrutivas se permanecerem por muito tempo ao nosso lado e comandando tudo.**

A *raiva* é uma emoção básica e uma das mais intensas que temos. Costumo falar que a raiva nos põe em movimento, porque em geral é quando estamos com raiva que tomamos decisões importantes. Quantas vezes não falamos ou escutamos frases como: "Só de raiva, vou fazer melhor", "De raiva, vou mostrar que eu posso"? Ela pode nos levar a hostilizar alguém, causar dano ou provocar a necessidade de extravasar o que estamos sentindo. Raiva é impulso, força. Por isso precisamos tomar muito cuidado com ela.

Apesar de fazer parte do processo natural dos nossos sentimentos, a raiva jamais deve ser direcionada a alguém, e, sim, às situações que estamos vivendo. Muitas vezes, descontamos a raiva em quem não tem nada a ver com o que estamos passando, e isso é muito ruim. E mesmo que a raiva esteja conectada a uma pessoa, precisamos aprender a separá-la da identidade e voltá-la à situação. Veronica A. Shoffstall já dizia: "Aprende que quando está com raiva, tem todo direito de estar com raiva, mas isso não te dá o direito de ser cruel".[26]

Aprendemos a sentir raiva desde pequenos, assim como em *Divertidamente*, mas muitas vezes não nos era permitido extravasar essa raiva. A todo momento, precisávamos amenizar esse sentimento e engolir seja lá o que estivesse acontecendo. O resultado? Agora, como adultos, muitas vezes perdemos o controle da nossa raiva ou acabamos internalizando o que precisamos externalizar. É preciso aprender a dissolver a raiva, e no fim do capítulo falaremos sobre uma técnica que uso para isso.

A *tristeza* é outra emoção básica, mas gera outras sensações, como melancolia, prostração, desânimo, solidão, desespero e cansaço. Ela nos coloca para baixo, pede uma pausa, dificulta a concentração. Nos faz querer ficar quietos, sem conversar, ruminando o que estamos sentindo e buscando respostas para lidar com o que aconteceu. Acompanhado da tristeza, muitas vezes chega o choro.

No meu caso, confesso que costumo separar o meu horário do banho para colocar a tristeza para fora e chorar todas as lágrimas que estão transbordando. O meu marido até sabe: se estou triste e vou tomar banho, é porque preciso de um momento para chorar. E não faço isso porque tenho medo ou vergonha de chorar perto dele, mas porque sinto que o banho é um momento de limpeza, de colocar todas as nossas impurezas para fora, então aproveito para utilizar esse momento e chorar a minha tristeza em direção ao ralo para que ela vá embora.

---

26 MAZINE, P. Texto – Poema "After a While" (Depois de um tempo), de Veronica A. Shoffstall. **Sim Terapias**, Rio Claro, SP, 7 mar. 2021. Disponível em: https://pedromazine.com.br/2021/03/07/texto-poema-after-a-while-depois-de-um-tempo-de-veronica-a-shoffstall. Acesso em: 25 maio 2024.

Além disso, apesar de a tristeza ser um sentimento comum – e importante! –, vale reforçar que existem graus de tristeza, variando de uma tristeza passageira, que durará minutos, horas ou poucos dias, até uma tristeza profunda, que pode persistir por semanas e acabar transformando-se em um quadro mais grave e complexo, como a depressão.

O mais importante aqui, para olhar-se com carinho e cuidado e se fazer prioridade em sua vida, é entender que você precisa olhar para as suas emoções e para o que está sentindo a fim de poder deixar esses sentimentos no passado. Agora você já sabe: negar não é uma opção. Então, por que não encarar a tristeza e a raiva como elas são?

Priorizar-se é também cuidar do que está dentro de você. Está tudo bem sentir raiva ou tristeza, o que importa é esvaziarmos o que estamos sentindo para dar espaço a novas emoções. Você não é a sua tristeza, não é a sua raiva. Permita-se viver esses momentos, chore o quanto sentir necessidade, vá para o banho ou para um lugar afastado se achar interessante, não desconte a raiva em pessoas, mas, sim, em situações, porém, separe esses momentos exclusivamente para fazer isso. Assim, você colocará tudo para fora e poderá seguir em frente.

Depois disso, é hora de se movimentar.

Exercício: Priorizar-se

Assim como vimos nas últimas páginas, a minha proposta aqui é que você cuide das suas emoções e se priorize, de modo a poder dar esse primeiro passo. Para isso, separei algumas perguntas e quero que você as responda com sinceridade. Depois, apresento a sugestão de um exercício relacionado ao que vimos anteriormente.

1. Escreva a seguir tudo o que está sentindo. Coloque todas as emoções para fora.

2. Com sinceridade, responda: existe alguma chance de que você esteja vivendo em negação em relação à sua dor emocional? Se sim, como pode encarar isso de frente?

3. Sobre a raiva e a tristeza: qual está mais presente? Você tem dificuldade de lidar com a raiva? Sente tristeza desde quando? Anote suas reflexões a seguir.

4. Agora, quero que você monte um plano de ação. Em primeiro lugar, separe sete dias para viver intensamente a raiva e a tristeza. Você pode chorar o quanto quiser, ficar triste o quanto quiser, viver a raiva o quanto quiser. Permita-se sentir.

Para aquelas que praticam atividades físicas, a minha sugestão para dissolver a raiva e a tristeza é utilizar o movimento como válvula de escape. No meu caso, sempre que estou com raiva ou me sentindo muito triste, corro com toda a velocidade que posso e vou mentalizando que, a cada passo, estou também deixando para trás esses sentimentos. Em outros esportes, pense sobre como você pode separar um momento e externalizar o que está sentindo.

Caso você não pratique exercícios, quero que separe papel e caneta e tire pelo menos trinta minutos para escrever com todas as suas forças sobre a raiva e a tristeza que sente. Utilize esse momento para realmente transbordar as suas emoções. Depois que terminar, rasgue a carta em muitos pedacinhos ou, se preferir, utilize um fósforo para queimá-la, simbolizando o fim desse sentimento. Mas cuidado! A ideia não é fazer algo perigoso que vá colocar você em risco, mas apenas marcar o fim dessas sensações por meio de alguma ação.

Nos próximos sete dias, dará a si mesma a possibilidade de sentir tudo o que está dentro de você com força e intensidade. Você será a sua prioridade. Mais ninguém. Viva isso 100%.

Após esse período, você estará pronta para dar o próximo passo.

Plano de ação

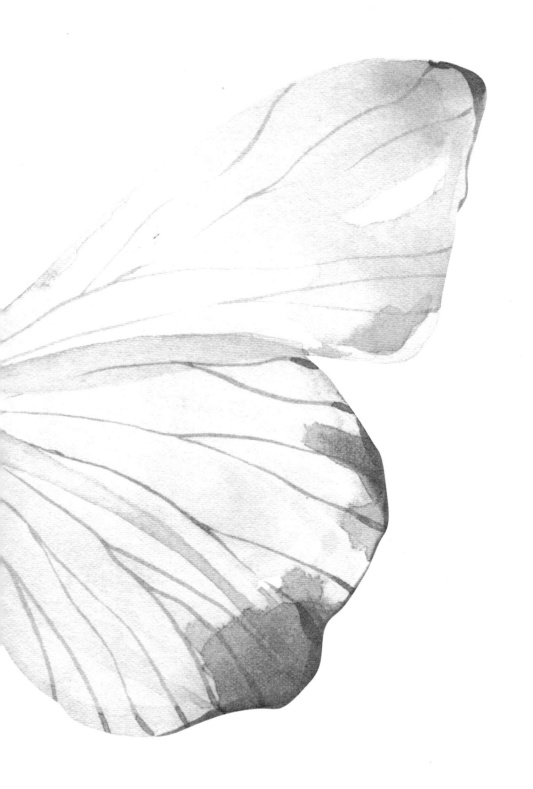

Passo 2: Marcar o presente

Somos humanos. Por isso, erramos, tropeçamos, acertamos, mudamos, construímos, realizamos, choramos, sofremos, sorrimos... Somos humanos e, por isso, *vivemos*. Marcar o presente é aprender a viver o aqui e o agora, é deixar a tristeza ter o seu momento e colocar o sofrimento no passado enquanto nos permitimos viver o presente. É não se preocupar com o amanhã ou com o que aconteceu ontem, deixar de olhar para o que poderia ter sido feito ou não. "Ah, mas se eu tivesse feito tal coisa, teria sido diferente", "Se tivesse tomado outra decisão, tudo poderia mudar". Talvez, mas você jamais saberá.

Marcar o presente é aceitar o que aconteceu do modo como aconteceu e olhar para o que mais importa: o agora. E cada um, à sua maneira, entenderá como pode marcar o presente. O que não podemos é viver em função do passado ou do futuro. O amanhã é história para os ansiosos, e o ontem já ficou em seu lugar. Devemos viver o presente.

Precisamos mesmo aguentar tudo?

Refleti por algum tempo sobre qual história gostaria de trazer para este capítulo, afinal, viver o presente é algo muito particular de cada ser humano e pode ser feito de muitas maneiras. Mas, enquanto pensava sobre isso, acabei percebendo que nós, mulheres, muitas vezes deixamos de viver o presente pelo simples fato de que acabamos sofrendo uma pressão externa muito mais forte do que conseguimos controlar.

No capítulo 1, falei sobre alguns dados que demonstram como as mulheres acabam sendo mais afetadas por doenças mentais e como a quantidade de tarefas com as quais temos que lidar é superior à dos homens. Apesar de não ter a intenção de voltar nesse assunto, fiquei me perguntando se uma boa história para mostrar como marcar o presente não deveria estar relacionada à minha vida, à minha família e aos aprendizados constantes pelos quais passamos. Refleti sobre como poderia mostrar a você o que é marcar o presente ao deixar as pressões de lado e não precisar se mostrar tão forte a todo momento. Foi então que decidi que, sim, era exatamente desse modo que começaria o capítulo.

Quando eu estava com 46 anos, uma das minhas irmãs, a Maria da Glória, que nasceu com síndrome de Down, adoeceu e precisou ficar internada por bastante tempo. Minha mãe, com mais de 80 anos, pediu ajuda para que nós, filhas, pudéssemos revezar as visitas e o cuidado da minha irmã. Por morar em Santos, eu geralmente ficava no hospital aos finais de semana. Chegava lá na sexta ou no sábado, passava a noite, voltava para a casa da minha mãe no domingo de manhã e à tarde ia ao hospital novamente antes de voltar para Santos.

Em um fim de semana específico, quando já fazia algumas semanas que minha irmã estava internada, o quadro dela piorou. Ela estava com suspeita de tuberculose, e isso fez com que todas nós ficássemos mais atentas ao que estava acontecendo. Ela passou por uma cirurgia delicada, o quadro era grave, e eu chegaria na sexta-feira à noite para dormir lá até sábado e estar ao seu lado. Quando uma outra irmã chegou para revezar o posto comigo, ela estava muito abatida. Percebi pela sua feição que estava cansada e que teria dificuldade para ficar ali. A família toda estava muito abalada, essas idas e vindas de cuidados eram muito difíceis e acabavam sobrecarregando demais todas nós. Porém, eram necessárias.

Depois que ela chegou, fui para a casa da minha mãe, tomei banho, e logo em seguida meu telefone tocou. Era minha irmã, ela estava bem aflita. Disse que não estava passando bem, que precisava muito ir embora e que estava com dificuldades para lidar com tudo o que estava acontecendo. Falei então que eu voltaria ao hospital, e foi isso o que eu fiz, mas minha mãe quis ir junto. Ao chegarmos lá, minha irmã mais velha estava chorando muito. Disse que não aguentava mais ver a Maria da Glória daquela maneira e que estava tudo muito pesado, que precisava de um tempo.

Naquele momento, minha mãe, que sempre foi uma fortaleza e aprendeu que as mulheres precisam ser fortes independentemente do que aconteça, repreendeu-a. Disse que ela deveria aguentar, que não existia outra opção. Minha irmã, ainda abatida, ficou surpresa com as palavras, mas conversei com ambas e elas foram embora. Fiquei mais um tempo no hospital, e, no outro dia, a terceira irmã chegou. Depois de um ano, a Maria da Glória nos deixou.

Trouxe essa história porque aquilo reverberou intensamente dentro de mim. Quanta dificuldade temos para olhar o presente porque precisamos ser, a todo momento, fortes, cuidando do próximo, avaliando o que precisa ser feito? Quão difícil pode ser marcar o presente se a pressão é para que estejamos em todos os espaços de tempo: presente, passado e futuro? Precisamos, mesmo que por um momento, tirar a pressão e a culpa que nos aprisiona dentro de nós mesmas para enxergar com clareza o que está acontecendo agora. Mas essa reflexão vai além.

Ao escrever estas palavras, posso afirmar de coração que não tenho nenhum tipo de mágoa pela minha mãe e pelo que aconteceu. Nem acho que isso caberia aqui. Ela disse o que disse por causa de suas experiências; foi o modo que encontrou para tentar nos dar a força necessária para estarmos presentes para a Maria da Glória. E isso foi muito importante.

Até hoje sei que, quando ela precisa desabafar e chorar, faz isso sozinha, em seu momento. Imagine só quantas mulheres não precisaram – e ainda precisam – segurar o choro para que outras, no futuro, pudessem expressar seus sentimentos?

Sem que a minha mãe fosse a fortaleza que é, jamais seríamos fortes como somos. Mas isso não significa que não podemos ter nossos momentos de dor. Sou eternamente grata por tudo o que ela me ensinou, mas a realidade é que precisei também entender que o sofrimento, a partir de novas percepções e gerações, pode ser vivido e interpretado com olhares diferentes.

A verdade é que a evolução de consciência e o desenvolvimento do ser humano nos deu novas possibilidades para pensar e agir. Por isso, devemos escolher fazer diferente. Se hoje temos a possibilidade de encarar as situações de outra maneira, mostrar as nossas vulnerabilidades, viver o presente e olhar para o que está acontecendo conosco, por que nos preocuparmos tanto com o que não sabemos? Esse é o poder de olhar o agora.

Um olhar de carinho

O autor e conferencista alemão Eckhart Tolle é muito conhecido por ter passado por um processo de iluminação espiritual após acordar no meio da noite com uma crise intensa de síndrome do pânico, com a qual convivia por anos. Por causa desse acontecimento, ele mudou completamente a sua vida.

Quando perguntado sobre a conexão entre a nossa mente e o sofrimento que vivemos, ele diz: "Uma das principais tarefas da mente, uma das razões da sua atividade incessante, é a de combater ou eliminar o sofrimento emocional, embora ela invariavelmente só consiga encobri-lo por um tempo. De fato, quanto mais a mente tenta se livrar do sofrimento, mais ele aumenta". Com base na minha experiência e na minha percepção, vejo que isso acontece porque estamos imersos no problema e não conseguimos olhar com clareza para o que está acontecendo conosco. Por isso é tão importante deixar o passado no passado e olhar para o presente: "O que quer que o momento atual contenha, aceite-o como uma escolha sua. Trabalhe sempre com ele, não contra. Torne-o um amigo e aliado, não seu inimigo".[27]

A vida é e sempre será repleta de pressões e acontecimentos que podem nos tirar de nosso centro. A boa notícia é que quanto mais você se forçar a viver no presente e evitar construir uma jornada de preocupações pelo que poderia ter acontecido ou pelo que virá no futuro, mais estará caminhando em direção à cura emocional que

---

[27] TOLLE, E. **O poder do agora**: um guia para a iluminação espiritual. Rio de Janeiro: Sextante, 2000.

tanto deseja. Ao refletir sobre tudo o que estou falando e colocar em prática esses passos, você fará sua mente internalizar o processo e ter mais facilidade de processar as situações no futuro.

Um grande amigo passou por isso há alguns anos. Ele já havia feito vários cursos comigo e passado por um processo de terapia guiado por mim. Em determinado momento, ele perdeu a mãe. Quando fiquei sabendo do que tinha acontecido, liguei para ele, ofereci as minhas condolências e perguntei como estava. Respondeu que estava sofrendo muito, que entendia que esse era um ciclo natural da vida, mas que estava com muita dificuldade de lidar com a perda. Estava se sentindo deprimido e ansioso, sem conseguir dormir direito e ainda tentando assimilar o que havia acontecido.

Com muito cuidado e carinho, ofereci os conselhos que achava mais pertinentes naquele momento: "Sinto muito pelo que aconteceu, mas lembre-se de que você precisa se permitir chorar e sofrer. Permita-se viver as suas emoções e colocar para fora o que está sufocando você aí dentro". Uma semana depois, liguei novamente para checar como ele estava. Para a minha surpresa, ele respondeu: "Mi, estou bem melhor. Entendi que o ciclo da minha mãe acabou aqui na Terra e estou com uma sensação de alegria por ter compartilhado uma parte da minha vida com ela. Não estou mais lembrando dela com tristeza ou pesar, mas, sim, com alegria por tudo de mais lindo que ela construiu. Que bom que pude viajar, aproveitar a vida e ser feliz ao lado dela. Mas, ao mesmo tempo que estou sentindo isso, também estou preocupado. Será que não superei o que aconteceu muito rápido?".

Expliquei a ele que não existe superar um sofrimento muito rápido ou muito lentamente, bem como falei que cada pessoa vive o processo de uma maneira. O fato é que esse meu amigo já havia entendido quais eram os passos pelos quais precisava passar para que pudesse superar a dor emocional. Uma vez que aprendeu esses passos, o cérebro dele criou uma estrutura que mostrava quais eram as perguntas que ele deveria fazer a si mesmo e como poderia encarar a situação.

Isso tornou o processo da perda mais fácil para ele. Em um primeiro momento, ele chorou muito e colocou tudo para fora, assim como comentei no capítulo anterior, quando falamos sobre negação, raiva e tristeza. Depois, passou a olhar o presente de modo mais carinhoso, para que pudesse enxergar a situação como ela realmente é, e não apenas pelas lentes do sofrimento. Foi assim que ele conseguiu encarar as coisas de outro modo. E é isso que você fará também.

Então, reflita comigo: ao analisar a sua dor emocional, é possível que você esteja olhando demais para o passado ou para o futuro e deixando de viver o presente? É possível que esteja presa ao amanhã, ou ao que aconteceu ontem? Que esteja sufocando seus sentimentos em busca de oxigênio, sem se dar conta de que precisa respirar independentemente do que aconteça? Por que isso está acontecendo?

Faremos um exercício a seguir, mas quero que você comece a refletir sobre essas questões agora. Além disso, quero fechar o capítulo com o trecho de uma música do Frejat de que gosto muito, "Amor pra recomeçar". São palavras poderosas e que quero que reverberem em você: "Quando você ficar triste, que seja por um dia, e não o ano inteiro".[28]

Ninguém nasceu para sofrer o tempo inteiro. Nem eu, nem você, nem mesmo aqueles que nos fizeram mal. Viver é fazer parte do movimento de equilíbrio delicado que existe entre alegria e tristeza, paz e turbulência. Sofrimento constante não é normal, tampouco a euforia eterna.

Algumas vezes, marcar o presente significa perdoar o outro – seja por uma partida inesperada, por uma separação brusca, por um rompimento de ciclo, por um erro cometido ou por uma traição que machucou. Mas, outras vezes, marcar o presente também pode representar perdoar a si mesma: perdoar-se por ser humana e errar, por deixar o que aconteceu no passado, por viver o agora com felicidade e dedicação, por voltar a apreciar a vida com sua beleza real. E isso pode ser libertador. Ou marcar o presente pode ser, até mesmo, apenas respeitar os próprios limites. Quão poderoso é respeitarmos o nosso tempo e o que estamos vivendo? Só assim quebraremos o ciclo de dor e iniciaremos uma reconciliação com o nosso ser.

Você está pronta para dar esse passo, tenho certeza.

---

[28] AMOR pra recomeçar. Intérprete: Frejat. *In*: AMOR para recomeçar. Rio de Janeiro: Warner Music Brasil, 2001. Faixa 3.

Exercício: Colocando o agora em primeiro lugar

De coração aberto, quero que você responda a cada uma das perguntas a seguir.

1. Quando foi a última vez que você se permitiu viver o presente? Pense sobre os últimos dias, meses ou anos. Pense sobre como tem vivido até agora e escreva, com suas palavras, como percebe essa questão.

_____
_____
_____
_____

2. O que você pode apreciar neste exato momento?

_____
_____
_____

3. Hora de marcar o presente!

Encontre um lugar tranquilo e procure uma posição confortável para se sentar ou deitar. Feche os olhos e concentre a sua respiração no momento presente. Perceba o ar entrando e saindo de seus pulmões. Caso sinta pensamentos intrusivos aparecendo, não se preocupe. Deixe que eles cheguem e vão embora, sem preocupação. Sempre que se dispersar, volte ao presente, respire de novo e sinta seu coração batendo.

Depois de alguns minutos, quero que reflita, ainda em processo de respiração: por quais motivos você pode dizer que é grata hoje? Pense em ao menos cinco motivos pelos quais poderia agradecer e anote-os a seguir.

A. _____
B. _____
C. _____
D. _____
E. _____

4. Para fecharmos este exercício, quero propor uma técnica conhecida como *grounding*. Ela nos ancora no presente e tira as preocupações e a ansiedade do caminho. Para isso, siga cada um dos passos a seguir.

(a) O que eu vejo?
Olhe ao seu redor e anote cinco coisas que você vê.
A. _____
B. _____
C. _____
D. _____
E. _____

(b) O que posso tocar?
Agora, concentre-se em quatro coisas que você pode sentir. Perceba as coisas que estão perto de você e que você pode tocar. Anote-as a seguir.
A. _____
B. _____
C. _____
D. _____

(c) O que posso ouvir?
Descreva os sons e barulhos ao seu redor. Você está escutando uma voz, passarinhos, carros, barulho de água? Anote ao menos três coisas a seguir.

A. _____
B. _____
C. _____

(d) O que posso cheirar?
Quais aromas consegue sentir perto de você? O cheiro da madeira dos móveis, um perfume, cheiro de ar puro, de natureza? Anote a seguir ao menos dois.
A. _____
B. _____

(e) O que posso saborear?
Mesmo se não tiver comida perto de você, quero que se concentre nos sabores que estão na sua boca. É possível que você tenha tomado um café há pouco, ou mascado um chiclete. Qual gosto pode sentir? Anote ao menos um sabor abaixo.
A. _____

Para finalizar o exercício, quero que você perceba tudo o que está ao seu redor ao mesmo tempo, analisando o que anotou. O mundo físico está sempre marcando o presente, basta prestarmos atenção.

Pense nisso. Marque o presente.

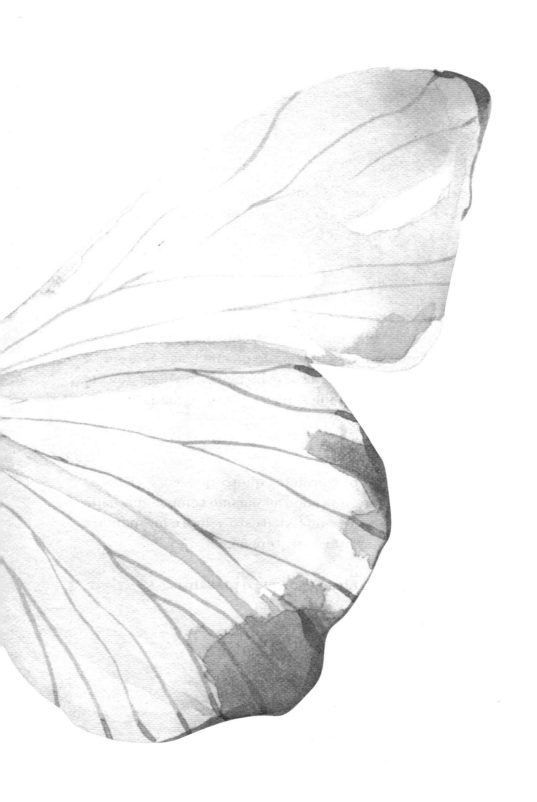

07

Passo 3: Mudanças precisas

Assim como as adversidades não têm hora para acontecer, o nosso sofrimento também não. Ouvi algo parecido com isso recentemente em uma fala da minha professora de pós-graduação em Neurociência e pensei que poderia ser uma ótima ideia para iniciarmos a etapa de MUDANÇAS PRECISAS. Até aqui, já falamos sobre sentir o que está dentro do nosso coração, separar um momento para colocar isso para fora, diferenciar tristeza e raiva e, mais recentemente, voltar a nossa atenção ao presente.

Entretanto, a verdade é que sofrimento não tem hora nem lugar. Não tem religião ou crença, não tem idade e não difere cor ou país de origem, como comentei no início do livro. Para o sofrimento, somos todos um só. Nas palavras da minha professora, não temos como virar para o nosso sofrimento e falar: "Preciso que você espere um pouco porque agora não posso sofrer, estou no meio de uma reunião". Assim, a vida é imprevisível, o sofrimento é avassalador. E precisamos de estratégias para lidar com ele.

Aceitar ou entender?

Em uma das primeiras páginas do livro *Talvez você deva conversar com alguém*, Lori Gottlieb fala sobre duas citações de Carl Jung, psiquiatra, psicoterapeuta e fundador da Psicologia Analítica. A primeira delas é: "As pessoas farão qualquer coisa, por mais absurda que seja, para evitar encarar suas próprias almas". Depois, ela comenta que, apesar disso, Jung também disse: "Aquele que olha para dentro, desperta".[29] Evitamos encarar a nossa alma, e tomo a liberdade de dizer que também evitamos as nossas dores, porém só desperta quem consegue romper essa barreira e olhar para dentro de si.

Lori, que é psicoterapeuta, colunista, palestrante e autora best-seller, vai contando no livro um pouco sobre as histórias do seu consultório e as reflexões que alguns dos seus pacientes vão tendo ao longo do tempo, mas a graça está no fato de que ela, mesmo sendo terapeuta, também faz terapia, para ser ajudada com suas questões emocionais. No fim das contas, o mote principal do livro gira em torno das sessões de seus pacientes, de suas próprias sessões e de como ela pôde lidar com o recente fim de um relacionamento. Ao ajudar os pacientes a enfrentarem as questões que vivem, ela mesma reflete sobre a própria vida e sobre como se sente.

É um mergulho para dentro e, com base na minha análise, poderia dizer que existe muito "entendimento": entendimento sobre o fim do relacionamento e quais eram as consequências disso para a própria família, entendimento sobre o descontrole que temos em relação à vida, entendimento sobre as próprias vulnerabilidades e sobre as mudanças necessárias para que pudesse se sentir melhor. E apesar de ser a jornada dela, poderia ser a

---

29 GOTTLIEB, L. **Talvez você deva conversar com alguém**: uma terapeuta, o terapeuta dela e a vida de todos nós. Belo Horizonte: Vestígio, 2020.

minha ou a sua: em vez de apenas aceitar e seguir em frente, sem nem ao menos refletir sobre o que estava acontecendo, ela decidiu compreender, analisar, verificar o que pode ser feito. *Aceitação* e *entendimento* são diferentes no processo de cura emocional. Você sabe a diferença?

Aceitação é uma atitude passiva, na qual não reconhecemos a existência dos problemas e decidimos seguir em frente sem refletir sobre o que aconteceu. É um ato de resignação em relação ao estado atual da situação, em que procuramos aliviar o sofrimento imediato ao não confrontar as nossas emoções e as circunstâncias. Para os meus pacientes, costumo sempre falar: "Não quero que você simplesmente aceite o que aconteceu, quero que você *entenda*". Até porque, com base na minha percepção, quem aceita faz isso só da boca para fora. No fundo, essas pessoas evitam o assunto não porque ele "morreu", mas porque estão colocando uma pedra em cima do que aconteceu na tentativa inútil de minimizar o sofrimento. Mas, dentro do próprio coração, ele está latente.

Depois, temos o *entendimento*. Entender é se engajar na situação, ter uma postura ativa em relação a ela. Envolve reflexão, análise, busca profunda por compreensão e reconhecimento de si mesmo, das próprias emoções e do que aconteceu. Entender é aprender com o sofrimento, por mais dolorido que possa parecer. É olhar com a razão para o que está acontecendo e transformar essa experiência em resiliência e ações que mudam a nossa história e a maneira como enxergamos o mundo.

Portanto, a primeira etapa da MUDANÇA PRECISA é o *entendimento*. Não quero que você meramente aceite o que aconteceu e jogue a sujeira embaixo do tapete. Ao fazer isso, você está apenas gerando espaço para que outros problemas apareçam no futuro e façam o problema passado transbordar com mais força e intensidade. Quero que você entenda a sua dor emocional para que ela gere aprendizados dentro de você.

Contudo, esse movimento só acontece quando trazemos a *racionalidade* para dentro de casa. Precisamos convidar o nosso lado racional para participar da conversa. Não direi que será simples ou fácil, mas garanto que trará alívio.

As quatro perguntas

Sempre que recebo um paciente que está vivendo uma fase de sofrimento emocional forte, depois de todas as etapas das quais falamos anteriormente, chega o momento de tentar trazer o lado racional para a conversa. O que isso significa? Vamos por partes.

A racionalidade, entre outras definições, refere-se à nossa capacidade de pensar, entender e tomar decisões com base na lógica e nas evidências objetivas. É um processo que envolve raciocinar, refletir e compreender a estrutura do mundo em que vivemos, em que temos que lidar com a incerteza e a falta de controle.

Então, no contexto emocional, podemos dizer que trazer o lado racional para perto é entender a origem das nossas emoções, desafiar os nossos pensamentos irracionais e refletir com consciência para tomar as próximas decisões com mais sabedoria. Em resumo, encarar as adversidades com base no nosso lado racional é pensar de modo claro, estruturado e lógico. A dor pode ser destruidora, mas ela também é suportável na medida em que entendemos o que está acontecendo.

A relação entre sofrimento, dor e racionalidade é como dirigir na estrada em um país tropical como o nosso. Você está ali, com as mãos no volante, e de repente as nuvens ficam escuras, a pista fica lotada de neblina, o tempo fecha e começa a cair uma tempestade. Você não está mais enxergando nada. Aqui está a dor e o sofrimento. Você precisa diminuir a velocidade, muitas vezes ir até o acostamento e aguardar que esse clima ruim vá embora. Depois de algum tempo, a chuva melhora, as nuvens vão embora, o dia fica mais claro e é possível seguir seu caminho. Aqui está a racionalidade. Ela é o fim da tempestade, porque faz com que você possa enxergar com clareza a direção.

Pare e pense por quanto tempo o seu sofrimento tem tomado conta de você. Talvez dias, semanas, meses ou anos. Vale a pena viver para sempre em meio à tempestade? Como você já sentiu raiva e indignação, já ficou triste e viveu a dor, que tal mudarmos o clima de chuva para um dia nublado ou ensolarado? Que tal encararmos a situação de outra maneira? Para isso, preciso que você compreenda o que está acontecendo, sem assumir culpa nem pegar tudo o que há de ruim para você. Pelo contrário. Preciso que você compreenda o que aconteceu e tente tirar algo de bom dessa situação, mesmo que isso signifique encará-la como um aprendizado pessoal para que você se transforme em uma pessoa melhor. E isso não significa culpabilizar alguém, apontar o dedo para o próximo ou achar que a situação é de responsabilidade sua, mas, sim, olhar de fora, respirar e tentar enxergar uma luz no fim do túnel.

Portanto, para encarar as situações de modo racional, existem quatro perguntas que precisam ser respondidas:

1. Por que você acha que está passando por isso?
2. Qual é o motivo que você não está conseguindo enxergar para esse sofrimento?
3. O que você pode aprender com essa história?
4. Como vai viver a partir de agora?

Antes de explicar sobre a intenção de cada pergunta, quero contar uma história.

No dia 31 de dezembro de 2019, noite de réveillon, meu marido e eu estávamos em Santos e, pela primeira vez, havíamos planejado passar essa data apenas nós dois, sozinhos. Em geral, gostamos muito de passar a virada de ano ao lado de nossos amigos e familiares, mas em 2019 decidimos tentar algo diferente. O nosso plano era: ficar em casa, preparar uma ceia, abrir um champanhe antes da meia-noite e comemorar vendo os fogos na praia.

Por volta das 23h30, eu estava lavando a louça e o Júlio estava cuidando dos cachorros, quando recebeu uma ligação do seu pai, contando que a mãe dele (avó do Júlio) tinha falecido. Foi um momento de tensão, pois estávamos no último dia do ano, o que por si só já gera muitas reflexões, e ele ainda havia perdido a avó. Então precisávamos tomar uma decisão: o Júlio precisaria viajar para estar ao lado do pai, enquanto eu ficaria em casa para cuidar de nossas duas cachorras que já eram idosas e precisavam de cuidados especiais. Se fosse outro momento, poderíamos ter procurado uma creche para hospedá-las por alguns dias, mas às 23h30 do dia 31 de dezembro seria improvável. Assim, nós nos dividimos.

Quando ele saiu, me senti muito solitária. Comecei a relembrar todos os momentos em que estava reunida com a minha família, que é enorme, ou então com amigos e alunos em nossos cursos. Pensava sobre os momentos de alegria com pesar, com a sensação de que aquilo não poderia estar acontecendo comigo. Mesmo com tantos colegas, alunos, familiares e amigos, restara apenas minha própria companhia. Comecei a chorar. Lembro-me de que ficava repetindo para mim mesma: *Por que estou passando por isso? Por que justo comigo? O que eu fiz de errado para estar passando por esse momento?* As perguntas ficaram se repetindo em minha mente enquanto eu chorava e tentava segurar o turbilhão de emoções.

Parei, respirei e liguei a TV para me distrair. No Multishow estava passando o show ao vivo da virada em Salvador, em que a Ivete Sangalo se apresentaria. Minutos antes da meia-noite, nos bastidores, pouco antes de entrar no palco, lembro-me de que a repórter perguntou como Ivete estava se sentindo e o que fazia para estar cada ano mais bonita e maravilhosa. Ela respondeu mais ou menos isso: "Estou sendo mais compreensiva, compreendendo que não tenho controle das coisas".

Apesar de a fala ter seguido, eu paralisei por alguns segundos. "Compreensão", "compreender que não tenho controle das coisas". Aquilo revirou meu estômago e trouxe clareza: mais uma vez, a vida me mostrava que não controlamos nossos caminhos, que as coisas acontecem na hora em que Deus quer, não quando nós queremos. Era isso. Eu precisava compreender a minha vida e as circunstâncias de modo diferente. E foi isso que eu fiz.

A palavra "compreensão" ficou na ponta da minha língua. Tão logo o ano virou, compreendi que estava tudo bem. Mas não parou por aí. Ela reverberou nos dias seguintes, no mês seguinte, e fez do meu ano algo melhor, principalmente considerando tudo o que aconteceu em 2020, vivendo a pandemia da covid-19 e a perda da minha irmã com síndrome de Down um dia depois do meu aniversário. A compreensão me salvou naquele momento mas também salvou o meu futuro, e ainda faz parte da minha jornada.

Mas voltando às quatro perguntas e ao réveillon: por que eu estava passando por aquilo? Para compreender que não tenho controle de nada do que acontece. Depois, com a segunda pergunta, sobre o motivo que eu não estava conseguindo enxergar no sofrimento, percebi que eu precisava entender que a morte é um ciclo natural do ser humano, que meu marido precisava estar com sua família e que eu precisava estar em casa porque temos responsabilidade com nossos bichinhos. Na terceira pergunta, quando me questionei sobre o que eu poderia aprender com aquela história, percebi que a grande questão era aceitar mais as coisas como elas são e tentar fazer um planejamento estruturado do Ano-Novo, para que isso não acontecesse novamente e eu não precisasse ficar sozinha em uma data tão especial para mim. E essa era também a resposta para a quarta pergunta, sobre como eu viveria a partir dali. A mudança estava traçada.

Desse modo, quero esclarecer algo fundamental: o objetivo das perguntas não é trazer a culpa para você, assim como eu não fiz nessa ocasião, mas tentar encontrar algum conforto e alguma reflexão no que está acontecendo. A ideia não é que você sinta que o mundo acabou, que está sendo castigada por Deus ou outra força divina na qual acredita, tampouco que responda que está passando por isso porque merece sofrer. Quero que você tente ver o copo meio cheio, avaliando o que pode ser positivo em tudo o que está vivendo, mesmo que os aprendizados sejam difíceis de engolir e sigam na contramão do que você gostaria que tivesse acontecido.

No fim das contas, tudo na vida diz respeito a como reagimos ao que acontece conosco. Em um de nossos cursos, o M2, falamos sobre a filosofia da atitude, algo que está ligado a esse processo de compreensão: 10% é o que acontece com você, 90% é como você reage. Fazer mudanças precisas na própria vida é refletir e entender o que aconteceu, pautar-se pelo lado racional e intencionalmente escolher mudar a própria situação ou como se sente em relação ao fato.

Depois que essa decisão é tomada, chegamos ao "como", ou seja, ao momento em que enviamos uma mensagem para o cérebro para que possamos entender de qual maneira mudaremos a nossa jornada. O que você pode fazer para mudar? Quais são as suas capacidades para que possa fazer diferente? Como vai lidar com isso a partir de hoje? Essa é a deixa para a ação. É aqui que tudo muda.

Você não precisa concordar ou achar que o que estou falando é certo ou errado, mas quero que ao menos tente. Quero que entenda que o que você está passando, a dor que está sentindo, o sofrimento que tem tomado conta de você, tudo pode ser superado e render um aprendizado. Isso é muito importante. Aliás, é fundamental. Considero a etapa descrita neste capítulo a mais importante do processo, porque, se você não decidir fazer uma mudança precisa, nada mudará.

O mais difícil já passou, e você tem condições de seguir em frente. Estou muito orgulhosa por você ter chegado até aqui.

Exercício: Buscando a racionalidade

Como comentei, o exercício deste capítulo terá como objetivo responder a cada uma das perguntas listadas anteriormente. Lembre-se: não coloque a culpa em você mesma ou no universo, tampouco traga drama ou vitimismo para as respostas, apenas tente olhar de modo racional para a situação. Isso basta!

1. Por que você acha que está passando pelo que está passando? Quero que reflita de coração, sem ser condescendente com quem fez você sofrer e sem tentar encontrar justificativas irreais para os fatos que não pode controlar. O objetivo é imaginar por qual motivo você pode estar passando pelo que está passando, já pensando que talvez exista uma lição maior a ser aprendida – mesmo que obrigatoriamente – em meio a tudo isso.

2. Qual é o motivo que você não está conseguindo enxergar para esse sofrimento?
É hora do entendimento. Os nossos aprendizados, por mais difíceis que sejam, precisam ser sempre positivos. Isso não significa que será fácil, apenas que talvez exista um

motivo oculto para a dor que pode nos ajudar a superá-la. Vá fundo, faça reflexões, respire fundo e então responda.

3. O que você pode aprender com essa história?
Quero que tente definir ao menos dois aprendizados para o que está acontecendo, mesmo que pareçam pequenos. Na história que contei, o meu maior aprendizado foi compreender melhor a falta de controle que temos sobre a vida. É simples, mas profundo. E o mais importante: é racional.

4. Como você vai viver a partir de agora?

Este é o chamado para a ação. O que você pode mudar em relação às suas atitudes e como viverá a partir de agora, levando em conta tudo o que refletiu até aqui? Pense sem rancor e sem vingança, caso alguém tenha ferido você. Apenas foque o aprendizado positivo gerado pelo que aconteceu.

_____
_____
_____
_____
_____
_____
_____
_____

Depois que finalizar, quero que separe cinco minutos para reler as respostas e refletir sobre elas. Feche os olhos, internalize os aprendizados, sinta tudo em seu coração.

O que você está passando, a dor que está sentindo, o sofrimento que tem tomado conta de você, tudo pode ser superado e render um aprendizado.

@psicomirianpereira

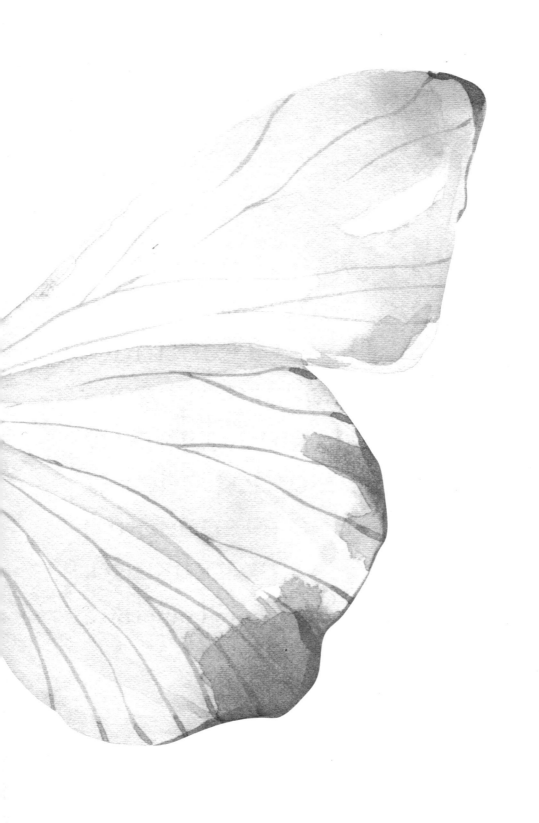

08

Passo 4: Mais preparada

Depois de responder às perguntas do capítulo anterior, você está preparada para dar o próximo passo. Está mais preparada para se movimentar, para transformar os significados da dor emocional em algo leve e positivo. Com certeza está mais preparada para encarar a vida com leveza, para voltar a se olhar no espelho e sorrir. Portanto, a partir de tudo o que vimos, a minha proposta é que você esteja mais preparada para dar novos significados à sua história. Em outras palavras, que esteja mais preparada para ressignificar o que aconteceu.

Para a Programação Neurolinguística, ressignificar é:

dar um novo sentido a algum acontecimento [...]. É perceber que uma situação traumática não é tão traumática assim, pois é por meio destas experiências que saímos mais fortes para lidar com a vida, tendo a oportunidade de aprender e modificar comportamentos que nos afastam dos nossos objetivos.[30]

---

30 O QUE é a ressignificação na PNL? Aprenda a se libertar da negatividade! **Instituto IBND**, 27 maio 2021. Disponível em: www.ibnd.com.br/blog/o-que-e-a-ressignificacao-na-pnl-aprenda-a-se-libertar-da-negatividade.html. Acesso em: 20 jun. 2024.

Ou seja, partimos da premissa de que você, a partir do que aconteceu e do sofrimento que viveu, criou significados negativos para a situação. Precisamos mudar essa lógica.

Toda história, por mais difícil ou desafiadora que seja, possui significados positivos e negativos. Como vimos anteriormente, você já está manifestando a parte negativa por meio da tristeza, da raiva, da frustração, do desespero e da dor. Entretanto, por maior que seja o sofrimento, ainda podemos tirar algo positivo do que aconteceu. Isso não significa que você merece ou deve passar pelo que está passando. Aqui precisamos sair do lugar-comum do merecimento ou das simples bases do destino e tentar olhar com novos olhos para a vida, a fim de termos percepções diferentes e reeducarmos o nosso cérebro de modo que ele saia desse estado contínuo de sofrimento.

Portanto, ressignificar é ver o mundo com outros olhos e ter uma nova percepção da situação e do problema, dando outro significado aos acontecimentos. Júlio, meu marido, tem uma frase de que gosto muito: "A magia de transformar significados obsoletos em significados atualizados pode transformar uma vida". Isso é muito verdadeiro: ressignificar pode mudar tudo! Dar novos significados às coisas é como dar a si mesmo, de presente, uma vida nova, atualizada. O universo não deseja que você carregue o peso que criou para si mesma. Ele quer que você seja leve e feliz. Que se sinta realizada. Que viva com plenitude. Esse é o seu objetivo!

Para mostrar exatamente como a ressignificação funciona, quero contar alguns *cases*, algumas histórias pessoais, e até mesmo mostrar como esse processo é retratado na mídia e nas narrativas. A ressignificação está em todos os cantos, basta prestar atenção.

Reinventar, redescobrir, reformular

Dentro do meu consultório, tenho uma foto de que gosto muito e que sempre mostro aos meus pacientes.

Depois que perdi meu pai, passei por um período de muito sofrimento emocional, assim como comentei anteriormente. Tive dificuldades para superar o que tinha acontecido e parecia que tudo havia perdido o sentido. Sempre fui uma mulher entusiasmada, corajosa e planejadora, mas essas características sumiram por um tempo. Eu, que sempre estava buscando um novo objetivo ou uma nova viagem para a nossa família, encontrei um vazio bem grande, e ali fiquei. Estava triste, prostrada, não tinha tanta vontade de sair, chorava bastante e não queria viajar. Para que viver momentos felizes se por dentro eu me sentia infeliz?

Essa situação aconteceu até que, em determinado momento, meu marido me chamou atenção, enquanto íamos de Santos até nossa casa no Guarujá. Ele disse: "Mi, o que está acontecendo com você? Você sempre foi muito animada e planejadora, mas tenho percebido que você está diferente". Como aquele assunto estava latente dentro de mim, eu também estava percebendo as mudanças, então comecei a chorar. Foi uma enxurrada de lágrimas. Expliquei que andava me sentindo mais desanimada do que o normal e que tudo parecia ter perdido o sentido depois da perda do meu pai. Com muita calma e muito carinho, ele comentou: "Eu entendo que é uma situação bem difícil, mas já vai completar um ano que ele se foi. Será que não está na hora de voltar a viver e ser feliz? O seu pai morreu, você não. Precisa se apegar a isso. Precisa voltar a viver, fazer as suas coisas e agradecer por estar aqui e poder aproveitar cada momento". Fiquei em silêncio e chorei muito. Era difícil ouvir aquilo, mas ele estava certo!

A morte do meu pai não significava que eu precisava parar de fazer o que gostava e me fazia feliz, apenas que o seu ciclo aqui havia acabado e, perante essa situação, eu precisava honrar o seu legado – honrar a vida linda que viveu, vivendo eu mesma com felicidade e plenitude. Foi então que decidi ter mais maturidade, voltar a ser eu mesma e comecei a fazer novos planos.

Também já contei sobre o fato de não poder ter filhos e como isso me ajudou a estruturar o método sobre o qual estamos falando aqui. Porém, além de todo o sofrimento que precisei encarar, o processo de ressignificação foi extremamente importante.

Durante a dor, existiu um primeiro momento que me tirou do transe e mostrou que era possível encontrar significados positivos para o que estava acontecendo. Eu estava em uma loja de roupas com minha prima Mara e peguei uma peça linda, perfeita, mas com um preço um pouco mais salgado do que eu estava disposta a pagar. Fiquei olhando para a peça, pensando se deveria experimentá-la, se poderia gastar aquele dinheiro com uma blusa, até que a minha prima disse: "Como não temos filhos, isso significa que podemos gastar nosso dinheiro com a gente, né?! Que bom!". Essas palavras foram o início da ressignificação para mim.

Realmente, apesar de não poder ter filhos e isso ser muito doloroso, também significava que eu poderia utilizar o meu dinheiro de outras maneiras. No meio do sofrimento, encontrei o lado positivo da situação. Depois disso, eu e o Júlio começamos a ressignificar tudo, e esse movimento está presente em nossa vida até hoje: quando planejamos uma viagem, sempre falamos sobre o lado positivo de ter liberdade para isso; quando nossos amigos reclamam de mensalidades escolares caras, pensamos que isso significa que não precisamos nos preocupar com isso, uma vez que não temos filhos.

São só alguns exemplos, mas fazemos isso a todo momento. Não quero que você pense que não gostamos de crianças ou algo do tipo. Não é isso! Amamos crianças, amamos os nossos sobrinhos e os filhos de nossos amigos. O ponto é: precisamos encontrar novos significados para transformar a dor em ideias positivas, que nos ajudem a nos manter firmes em relação ao que aconteceu. Podemos chorar para sempre, possivelmente isso poderia abalar o nosso casamento, mas também podemos encontrar maneiras de ressignificar a situação. Optamos pela segunda opção, e deu muito certo! Hoje, estamos completamente em paz com essa questão e mais unidos do que nunca.

Outro exemplo de ressignificação na minha história: quando perdi a minha irmã, a Maria da Glória, apesar de estar sofrendo muito, comecei a pensar que o ciclo dela havia terminado e que seria melhor ela partir do que continuar sofrendo. Ao mesmo tempo, agradecia por ter dividido quarenta e oito anos de vida ao seu lado e por ter conseguido fazer uma viagem para a Disney só nós duas, para aproveitarmos muito juntas.

Às vezes, ressignificar pode ser muito mais desafiador do que imaginamos. Uma vez atendi uma paciente com uma história bem forte. Ela havia se separado do primeiro marido, tinha uma filha de 12 anos e estava em um novo relacionamento há mais ou menos cinco anos. Engravidou, mas perdeu o bebê no mês seguinte. O casal ficou muito triste, lidou com o que tinha acontecido e seguiu em frente. Algum tempo depois, já recuperados, eles decidiram oficializar o relacionamento e assinar os papéis do matrimônio. Uma semana após o casamento, enquanto viajava para a Irlanda, onde encontraria o marido algumas semanas depois, ele cometeu suicídio. Ela recebeu a notícia quando pousou, depois de ficar sem resposta para uma mensagem enviada em uma conexão na Alemanha.

Como ressignificar algo assim? Esse foi um dos meus casos mais complicados. Primeiro, fizemos um trabalho para que ela internalizasse que nada daquilo era sua culpa. Ela se perguntava sobre os sinais, mas não conseguia identificá-los, tampouco sua família. Depois, passamos para a ressignificação, para que ela imaginasse quão mais difícil seria passar por aquilo se ainda estivesse grávida. Por fim, falamos sobre como ela poderia agradecer por ter tido tempo com ele, aproveitado a vida juntos, mesmo que por um breve período.

Com outra paciente também foi bem difícil encontrar um caminho para a ressignificação. Quando era mais nova, ela havia sido abusada pelo tio e precisava trabalhar o sofrimento e a culpa dentro de si. Depois, já adulta, começou a trabalhar em uma organização não governamental (ONG) que cuidava de mulheres que haviam sido abusadas. Foi esse o caminho da ressignificação que escolhemos. Apesar de ter sido uma situação horrível, pela qual nenhuma mulher e nenhum homem deveria passar, ela utilizou o sofrimento para ser mais resiliente e o transformou em algo positivo ao ajudar outras mulheres que estavam passando por situações parecidas. Mesmo tendo passado pela tragédia, ela conseguiu lutar por outras mulheres e fazer a diferença. Ela transformou a dor em força.

Ressignificar é ver o mundo com outros olhos e ter uma nova percepção da situação e do problema, dando outro significado aos acontecimentos.

@psicomirianpereira

As pessoas estão ressignificando o sofrimento a todo momento, em todos os contextos. Faz parte do processo de evolução do ser humano, do entendimento de que a vida é inconstante e que precisamos nos adaptar ao que acontece. Cissa Guimarães, atriz e apresentadora brasileira, falou sobre seu processo de ressignificação após a morte prematura do filho de 18 anos, em 2010, vítima de um atropelamento. Ela não considera que perdeu o filho, mas, sim, que ganhou os dezoito anos que passaram juntos neste plano, e diz que agora ela só pode agradecer o sagrado amor e o prazer que teve ao conceber seu filho.[31]

Veja o poder disso: ela ressignificou completamente uma perda imensurável, transformando-a em algo que leva dentro do seu coração: a felicidade de ter tido a chance de dividir a vida com um filho que a fez muito feliz e a encheu de orgulho. Isso é ressignificar! Muitas mães que passam por traumas ou tragédias com os filhos acabam transformando o sofrimento em força, como fez a mãe de Cazuza, Lucinha Araújo, que após a morte do filho em decorrência da aids criou a Sociedade Viva Cazuza, uma ONG cujo objetivo é ajudar crianças e adolescentes portadores da doença.[32] Esse movimento também faz parte da ressignificação.

Às vezes, podemos encontrar ressignificação nas situações mais improváveis. Na mídia temos vários exemplos disso. A história da Malévola é um deles. No filme

---

[31] TV BRASIL. [**Eu não perdi nada...**]. TikTok: tvbrasil. Disponível em: www.tiktok.com/@tvbrasil/video/7340464902403788038. Acesso em: 20 jun. 2024.

[32] MEROLA, E. ONG criada pela mãe do cantor, três meses depois de o ídolo morrer de Aids, completa 20 anos. **O Globo**, Rio de Janeiro, 3 jul. 2010. Disponível em: https://oglobo.globo.com/rio/ong-criada-pela-mae-do-cantor-tres-meses-depois-de-idolo-morrer-de-aids-completa-20-anos-2984056. Acesso em: 21 jun. 2024.

de 2014, dirigido por Robert Stromberg, vemos uma reinterpretação da história clássica de *A Bela Adormecida*, agora sob a perspectiva dos olhos da protetora do reino de Moors, Malévola.[33] Crescemos aprendendo que a Malévola era má, mas nessa releitura somos convidados a entender o outro lado da história, de uma mulher que foi traída e se excedeu, mas depois se apaixonou por Aurora, a filha de seu antigo amor, em uma jornada complexa de redenção e ressignificação. Ela transforma a própria dor em amor por Aurora. E nós, enquanto acompanhamos uma vilã, percebemos que precisamos considerar muitas camadas antes de emitir um julgamento.

Em suma, ressignificar nos transforma em pessoas mais fortes e resilientes, nos ajuda a gerar admiração em quem está ao nosso redor e a mostrar para nós mesmas que podemos ir além do sofrimento. Ressignificar é deixar o passado no passado e construir um futuro com base no entendimento de que podemos aprender com o que aconteceu, mesmo que seja difícil e doloroso. É enxergar que existe algo bom na situação para que possamos viver melhor.

Se pensarmos em situações gerais, a ressignificação pode estar em todos os contextos. Quer ver só?

- Podemos transformar o trauma de um divórcio, por exemplo, na ideia de que existe alguém melhor por aí, que a fará mais feliz e realizada. Alguém que você merece está aguardando por você, mesmo que esse alguém seja o seu eu realizado e você decida ficar sozinha, mas feliz.

---

33 MALÉVOLA. Direção: Robert Stromberg. Estados Unidos: Walt Disney Studios Motion Pictures, 2014. Longa-metragem (97min).

- Se você está com problemas no relacionamento, significa que ama o seu companheiro ou a sua companheira o suficiente para se preocupar com o que está acontecendo e gostaria que ele ou ela tivesse cada vez mais momentos felizes, em vez de tristes.
- Ao imaginar um contexto de traição, entenda que você não precisa sofrer e se culpar, mas cuidar de si mesma e se amar em primeiro lugar.
- Se perdeu amores, parentes queridos ou amigos, pense que você amava tanto essas pessoas que pode agora imaginar todas as coisas boas que viveram juntos e se sentir grata por ter dividido o tempo ao lado delas.
- Se está lutando contra uma doença grave (assim como uma sobrinha minha, que está com um câncer em estágio avançado), não precisa fazer parte das estatísticas negativas. Você deve reconhecer o poder de cura que existe em você e ficar em paz consigo mesma.
- Em um contexto em que existe um familiar próximo com uma doença grave, entenda que você é forte o suficiente para superá-la ao lado de quem ama e que podem criar um elo grande entre vocês e aproveitar o momento presente.
- Se você está lidando com um caso grave de ansiedade, significa que precisa levar a vida de maneira mais leve e viver mais o presente, sem se preocupar tanto com o futuro, e para alcançar isso provavelmente precisa de ajuda de profissionais de saúde que lhe mostrem o melhor caminho.
- Por fim, se o contexto é de depressão, você precisa voltar a encontrar felicidade e ter prazer nas

coisas que faz no dia a dia. Algo muito importante dentro de você precisa ser resolvido – com a ajuda de profissionais de saúde – para você voltar a viver leve e feliz.

Claro que esse é um recorte muito resumido de alguns dos contextos mais gerais que percebo das minhas pacientes, mas quero que entenda que sempre existem dois lados da moeda. Basta entender para qual lado olhar, e espero que escolha o lado da ressignificação.

Aceitar é preciso

Após tantas reflexões, chegou o momento da aceitação. Lembra-se de quando falamos sobre a diferença entre aceitar e entender? Lá, reforcei a importância de refletir sobre o que aconteceu. Feito isso, é hora de aceitar que o que passou, passou. Esse é o movimento da maturidade poderosa: você já entendeu o que aconteceu e já ressignificou a sua história, e então começa a perceber que não tem por que continuar vivendo em um estado constante de sofrimento. Você aceita que está tudo bem, que está viva e pode seguir em frente.

Aqui, quero que você reflita sobre como não precisa – nem deve! – carregar essa dor para o resto da vida. Você pode apenas aceitar e internalizar os aprendizados. Pode extrair força desse movimento para ser ainda mais corajosa e resiliente. É o momento em que quero que você decida continuar vivendo, mas não no vale, e, sim, caminhando em direção a um novo pico, mais feliz e realizada, voltando a sorrir e ser feliz, que é o que você merece.

Se não temos controle do que acontece, a única escolha que nos resta é decidir de qual maneira viveremos a partir dos desafios que enfrentamos. Por isso, quero que você aceite que existem situações que não pode alterar, por mais que os planos não tenham seguido como imaginou. Quero que perceba que aceitar algo imutável e inalterável faz parte da jornada de crescimento pessoal pela qual precisamos passar. Quero que escolha ser como uma fênix, o pássaro da mitologia grega que renasce das cinzas após a morte.

Não podemos remoer o passado para sempre, tampouco viver confabulando o futuro e o que é incerto. Podemos, sim, planejar, mas precisamos firmar os pés no presente e respirar aliviadas porque aceitamos o que aconteceu e a dor já não existe mais. Precisamos olhar para trás, agradecer o caminho percorrido e seguir adiante, como eu pensava todos aqueles dias durante o amanhecer. Aceitar é seguir em frente mesmo sem concordar com o que aconteceu. Ao aceitar, você escolhe viver apesar da situação e dos desafios, porque o que importa é a caminhada, não o destino. E essa verdadeira aceitação só vem depois da reflexão.

Então eu pergunto a você: como quer viver a partir de agora? Espero que faça a escolha mais sábia. Espero que escolha ser feliz, mesmo que isso signifique deixar para trás o que passou. Assim como Brené Brown fala em um de seus livros: "O que nós sabemos tem importância, mas quem nós somos importa muito mais. Ser, em vez de saber, exige atitude e disposição para se deixar ser visto".[34]

Essa decisão mudará tudo.

---

34 BROWN, B. *op. cit.*

O poder das escolhas

No filme *O rei leão*, em uma conversa entre Simba e Rafiki, o primeiro fala que não quer enfrentar o passado. Comenta que já fugiu tanto dele, que agora não sabe como voltar. Rafiki, muito sábio, diz algo mais ou menos assim: "O passado pode doer, mas você pode fugir dele, ou aprender com ele".[35]

Esse é o nosso poder de escolha: podemos viver a vida toda carregando a dor como companheira, ou utilizar o aprendizado para seguir em frente. Podemos seguir em estado contínuo de sofrimento, ou escolher viver bem. E essa escolha é só nossa. Não podemos terceirizar para o outro, ou culpar as pessoas por algo que escolhemos para nós mesmas.

Você tem poder sob as suas escolhas. Cada decisão molda o seu destino e o seu futuro de maneiras que muitas vezes você nem imagina. Agora é o momento de deixar a dor emocional de lado e abraçar uma vida mais leve. Não escolha apegar-se à dor, não prolongue o sofrimento e impeça o seu crescimento pessoal. Essa é a relação causa-consequência que existe em nossa vida. Decida deixar a dor para trás e abra espaço para o novo, para novas experiências e oportunidades, mas, principalmente, para a felicidade.

Em resumo, com a maturidade poderosa que estou propondo aqui, quero que você escolha a si mesma. Escolha a sua felicidade e a paz interior. Quero que perceba que a sua dor emocional não a define; pelo contrário, ela

---

[35] REI Leão – Passado. 2015. Vídeo (1min4s). Publicado pelo canal Podcast Gestão iLTDA. Disponível em: www.youtube.com/watch?v=5w2nSRFyrZQ. Acesso em: 22 jun. 2024.

fez com que você chegasse mais longe e se tornasse mais forte. Então esta é a hora: tome as rédeas da sua vida e escolha viver a felicidade que merece. Eu não posso fazer isso por você. A escolha é sua.

Você escolhe a próxima cena

Olhe para a sua história como se fosse a diretora de um filme – não um filme qualquer, mas o filme da sua vida. Aqui, além de desempenhar o papel de diretora e roteirista, você decidirá absolutamente tudo o que está relacionado à jornada: trilha sonora, decisões tomadas pela personagem principal – você! –, próximos passos, próximas cenas e desfecho dos conflitos. Olhando de fora, você toma todas as decisões necessárias para mudar a narrativa.

O desenrolar dessa história não precisa fazer sentido para os outros, somente para você. Você pode pegar um roteiro muito ruim e deixá-lo leve e feliz. Pode pegar um trauma e transformar em força para a mudança. Pode usar uma dificuldade como combustível para dar novos passos. A história é sua!

Então, já que esse roteiro precisa fazer sentido apenas para você, por que não atribuir significados positivos para o que aconteceu? Talvez a sua história tenha sido ruim; não posso imaginar o que você está passando, de onde quer que esteja lendo este livro. Mas o fato é que quem decide os próximos passos e o que será feito a partir de agora é você. Não temos controle sobre nada externo, mas, temos em relação ao que fazemos, ao modo como interpretamos as coisas e ao que imaginamos. E você nem imagina o poder da sua mente.

Decida deixar a dor para trás e abra espaço para o novo, para novas experiências e oportunidades, mas, principalmente, para a felicidade.

@psicomirianpereira

Ao contar a si mesma uma nova história, você criará novas conexões neurais e enviará mensagens ao seu cérebro, para que ele tenha percepções diferentes. Ao ressignificar a todo momento a impossibilidade de ter filhos, enviei tantas mensagens positivas ao meu cérebro, que ele deixou de devolver dor e sofrimento. Agora essa história é leve para mim.

==Quero que você faça o mesmo! Busque o tempo todo significados positivos para o que aconteceu. Depois de uma semana, tudo estará diferente. Depois de um mês, ainda mais. Um ano depois, você se sentirá completamente diferente de como se sente hoje.==

Joseph Murphy fala sobre esse tema no livro *O poder do subconsciente*: "Seu pensamento é o poder imaterial e invisível e você escolhe que ele o abençoe, o inspire e lhe proporcione paz". E mais: "A luz dissipa a escuridão. O pensamento construtivo destrói o pensamento negativo".[36] Para transformar o passado de sofrimento em um presente de paz emocional, você precisa ressignificar. Para sair da escuridão, precisa encontrar a luz. Para dissipar os pensamentos negativos, precisa substituí-los por pensamentos positivos.

Além disso, a mente funciona como um relógio: todos os dias, depois que dormimos, o cérebro pega tudo que vivemos, incluindo situações e pensamentos, e decide quais informações ficarão na memória. Essa ideia é mostrada no filme *Divertidamente*, quando alguns funcionários da

---

36 MURPHY, J. **O poder do subconsciente**. São Paulo: BestSeller, 2019.

sala de comando enviam memórias que estão "desbotadas" ao lixão, que simboliza o esquecimento. Ou seja, memórias pouco ou nada utilizadas acabam sendo descartadas da mente.[37]

O que você talvez não saiba é que podemos utilizar essa dinâmica a nosso favor. Os pensamentos têm poder, e tudo aquilo que pensamos e imaginamos fica gravado no cérebro e é processado de uma maneira diferente. Além disso, aprendemos por velocidade, repetição ou forte emoção. A emoção você já viveu, a dor já está aí, então precisamos utilizar a velocidade e a repetição para transformar essa nova história em realidade.

Deixo aqui uma reflexão final: qual história você passará a contar e repetir a si mesma a partir de agora? Sei que às vezes é difícil encontrar algo positivo em meio à dor, mas você sempre pode ver as coisas com outros olhos e dar um novo significado para a sua vida.

Exercício: É hora de ressignificar
Este é o momento de escrever um novo roteiro. Deixo três passos a seguir.

1. Primeiro, quero que você utilize a ideia de ressignificação para transformar a dor em algo positivo e que dará forças a você. Você pode utilizar o modelo que deixei a seguir ou criar à sua própria maneira um jeito de ressignificar o que aconteceu.
Exemplo: "Apesar de não poder ter filhos, hoje tenho mais tempo para cuidar de mim, posso gastar meu dinheiro com o que me faz feliz e viajar sem me preocupar".

[37] DIVERTIDAMENTE Duração das memórias. 2017. Vídeo (1min22s). Publicado pelo canal Franciele Ariene, 15 nov. 2017. Disponível em: www.youtube.com/watch?v=vfApZomFW64. Acesso em: 27 jun. 2024.

Agora é a sua vez!

2. Imagine que você é a diretora e a roteirista da sua nova história. Utilize o espaço abaixo para ressignificar o que aconteceu e transformar essa dor em força, resiliência, leveza e paz.
Lembre-se: a proposta não é trazer a culpa para si, mas procurar entender o que pode tirar de melhor da situação e como pode utilizar o que aconteceu para algo positivo.

3. Dê o *replay*

Chegou a hora de dar replay na história positiva que você criou. Diariamente, antes de dormir, quero que você reconte essa história positiva a si mesma. A proposta é que vá dormir todos os dias repetindo a mesma história, pelo menos cinco vezes antes de cair no sono. Quero que faça isso pelos próximos trinta dias. A ideia é "tatuar" essa ressignificação dentro da sua mente para que fique vívida, presente e jamais seja jogada no vórtex do esquecimento. Queremos que ela praticamente se transforme em uma reação automática quando você voltar a pensar sobre o que aconteceu.

A repetição cria hábitos. Como um hábito, a resposta positiva ao sentimento será automática.

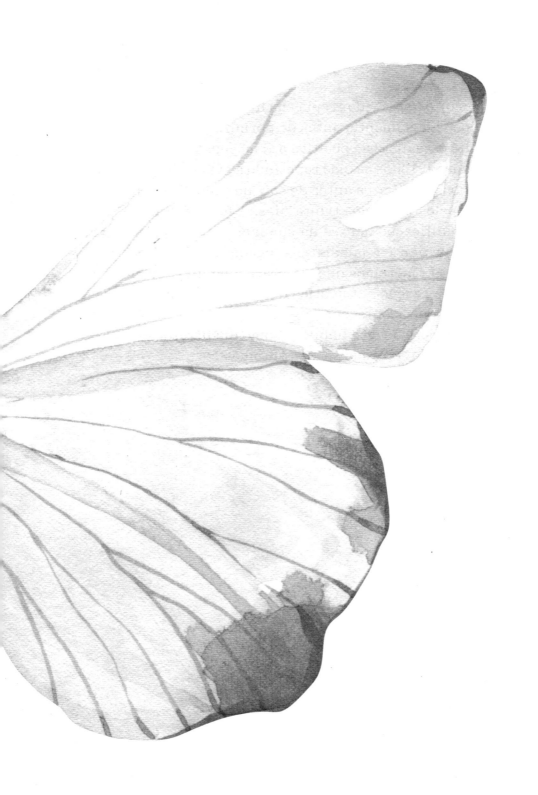

09

Passo 5: Mundo perfeito

Ainda consigo me lembrar da sensação que tive depois de assistir ao filme *Duas vidas*.[38] Na história, Russ Duritz, interpretado por Bruce Willis, é um consultor de imagem um tanto frio e insensível, que passa por uma reviravolta quando encontra um menino de 8 anos chamado Rusty, que nada mais é do que uma versão mais jovem de si mesmo. Diante de uma situação tão improvável, Russ fica incrédulo e sem entender o que está acontecendo, mas, depois, com o passar do tempo, percebe que esse encontro improvável com o seu eu mais jovem pode ter um propósito maior.

Em uma das cenas, Rusty está correndo pela casa e chamando por seu cachorrinho Chester, mas sem encontrá-lo, e questiona Russ sobre ter cachorros em casa depois de adulto. Com certa impaciência, o adulto comenta que não tem cachorros porque não tem tempo. Viaja muito a trabalho, está sempre fora de casa e não conseguiria cuidar do bichinho. Rusty então fala algo como: "Você não disse que já tinha 40 anos? Olha, então quer dizer que tenho quase 40 anos, não sou casado, não sou piloto e não tenho cachorro? Vou crescer e ser um fracasso". Ele

---

38 DUAS vidas. Direção: Jon Turteltaub. Estados Unidos: Walt Disney Studios Motion Pictures, 2000. Longa-metragem (1h44min).

se referia aos seus sonhos de criança. Olhava para a sua versão adulta e achava a vida chata, sem propósito, sem ter realizado os sonhos que tinha. Para o pequeno Rusty, a sua versão adulta não tinha cumprido o seu papel de ser feliz e ir atrás dos próprios sonhos. Havia falhado em construir o seu mundo perfeito.

A partir desse ponto, Russ começa a pensar diferente e muda algumas coisas em sua vida. Faz as pazes com seu passado e com tudo o que aconteceu e vai fazendo pequenas transformações para caminhar em direção a uma vida mais feliz e realizada. No fim das contas, ele só decidiu tomar essas atitudes depois de ser confrontado por sua versão mais jovem, que tinha ideias, sonhos e vontades, era cheia de vida e tinha um caminho brilhante pela frente. Rusty sonhava em crescer e ser completamente diferente do que Russ era. O mundo perfeito, para Rusty, era um mundo mais simples do que Russ imaginava, completamente possível de ser construído, desde que feito aos poucos. Rusty, portanto, ajudou Russ a enxergar o mundo perfeito no qual ele gostaria de estar, e isso mudou completamente seu futuro.

Você já refletiu sobre o mundo perfeito do qual gostaria de fazer parte?

Pegando emprestada essa ideia, a minha proposta de mundo perfeito é um tanto quanto parecida com o que comentei até aqui. O mundo perfeito não é aquele em que não existem obstáculos e sofrimentos, e, sim, aquele em que você gostaria de estar, mesmo que isso signifique se conectar com os seus desejos e sonhos antigos. Esse mundo é aquele em que você está feliz, se enxerga sorrindo novamente e em paz consigo mesma.

E perceba que o *seu* mundo perfeito é diferente do *meu*, que é diferente do idealizado por seus amigos, familiares ou colegas de trabalho. Cada mundo perfeito é individual e terá as suas peculiaridades, mas isso não importa. O que é perfeito para mim não será perfeito para você. O importante é que nesse mundo não existe mais o peso e o sofrimento da dor emocional que você estava carregando nas primeiras páginas deste livro. Não existe mais aquela dor que fazia com que você sentisse que estava carregando o mundo nas costas. Nele, existem pedras no caminho, mas agora você sabe exatamente o que precisa fazer para tirá-las dali e liberar a passagem. É um mundo em que você enxerga que está tudo bem apesar dos obstáculos, porque agora consegue atravessá-los.

A resiliência 2.0, ou antifragilidade, fala sobre isso. É a nossa capacidade de superar as adversidades, o estresse e os obstáculos, saindo mais fortes e capazes. É um desenvolvimento que envolve a proatividade de buscar habilidades e estratégias para prosperar diante das dificuldades. E eu acredito, com a minha alma, que Deus não nos colocou na terra para sofrermos, mas para vivermos felizes e bem. Então por que não tentar ser feliz mesmo tendo problemas? Isso não é minimizar o sofrimento, mas enxergar beleza nos pequenos acontecimentos. Todos vamos ter dificuldades, a diferença se dá na maneira como as encaramos e as ultrapassamos. Esse é o primeiro passo da construção do mundo perfeito.

Depois, em um segundo momento, a construção desse mundo passa pelo entendimento de que somos seres vulneráveis por natureza e que a beleza da vida está em entender que somos perfeitos em nossas imperfeições. Brené Brown faz um trabalho maravilhoso em relação a esse tema. Em *A arte da imperfeição*,[39] ela fala sobre a importância de ser você mesmo acima de qualquer coisa. Depois, em *A coragem de ser imperfeito*, explora a importância de se entregar por inteiro. Por fim, em *Mais forte do que nunca*, discute sobre a habilidade – e necessidade – de cair, levantar e tentar novamente.[40]

Não há como fugir. Se queremos construir um mundo do qual possamos sentir orgulho de fazer parte, precisamos abraçar o fato de que os tombos acontecerão, mesmo que não seja a nossa intenção: "Não podemos nos curar se não pudermos sentir a tristeza; não podemos perdoar se não passarmos pelo processo de luto. [...] Seus pedaços partidos querem tornar a se juntar. [...] É impossível dar a volta por cima quando estamos fugindo".[41]

Arrisco dizer, inclusive, que esse fugir se aplica a tudo: fugir dos problemas, da realidade, de estar com quem se ama, de viver a vida que verdadeiramente se merece. Mas somos os autores da nossa própria jornada; por que não aproveitar isso? "Somos os autores da nossa vida. Escrevemos nossos próprios finais ousados."[42] Essa ousadia é que precisa servir como combustível para dar cada novo passo em direção à paz emocional.

---

[39] BROWN, B. **A arte da imperfeição**: abandone a pessoa que você acha que deve ser e seja você mesmo. Rio de Janeiro: Sextante, 2020.

[40] BROWN, B. **Mais forte do que nunca**: caia, levante-se, tente outra vez. Rio de Janeiro: Sextante, 2016.

[41] *Ibidem*.

[42] *Ibidem*.

E de nada adianta ter coragem para superar a dor emocional e chegar ao fim da jornada com medo da opinião alheia. Muitas pessoas, preocupadas com o que os outros pensarão, deixam de dar os passos necessários em direção à construção de seu mundo perfeito:

> *Quando paramos de nos importar com o que os outros pensam, perdemos nossa capacidade de estabelecer vínculos. Mas, quando somos definidos pelo que os demais pensam, perdemos a coragem de ser vulneráveis. A solução está em ter total clareza sobre quem são as pessoas cuja opinião realmente importa.*[43]

Quem você tem escutado até agora? Reflita sobre isso e verifique quais são as opiniões que você realmente precisa considerar.

Costumo falar que este passo do método é o passo da libertação. Ao chegar aqui, quero que você já esteja segura de si mesma e de que o seu mundo perfeito pode ser construído a partir de agora, começando com pequenos passos. Todas as pessoas que já atendi e com quem coloquei em prática a metodologia falaram que chegaram a esta fase mais leves e felizes, sentindo a vida mais bonita. Tudo começa a dar certo; é como se as engrenagens que movem a jornada estivessem emperradas até então, mas, agora, com um pouco de óleo e eliminando os defeitos de estrutura, pudessem voltar a se mexer com facilidade. Quero que você perceba que o universo conspirará a seu favor, assim como aconteceu com uma das minhas pacientes.

43 *Ibidem.*

Quando ela me procurou, tinha acabado de passar por uma separação bem difícil com o ex-noivo. Eles estavam de casamento marcado, com festa planejada e o grande dia estava chegando, até que a separação aconteceu. Ela estava sofrendo muito. Não entendia por que aquilo estava acontecendo, achava que a vida estava pregando uma peça nela e ficou completamente sem chão quando precisou encarar a realidade. Fiz todo o processo pelo qual passamos aqui e, ao chegar ao fim, na construção do mundo perfeito ao qual ela queria pertencer, ela começou a perceber que algumas engrenagens da vida estavam se movendo a seu favor. Foi promovida no trabalho, começou a ganhar mais, comprou um carro, foi viajar com os amigos e ganhou outra viagem, que era um grande sonho que tinha.

Ao se libertar da dor emocional, ela tomou a decisão de se priorizar e se movimentar em direção ao que queria. Assim como Juliana Goes comenta em seu livro *Esqueça sua melhor versão*, "a vida abre portas para quem confia e se coloca em movimento".[44] Eu não poderia concordar mais, e foi exatamente isso o que aconteceu com essa paciente. Ela abriu as portas para as oportunidades, e assim elas entraram em seu mundo, transformando-o em um lugar muito mais aconchegante.

Ao encontrar com ela em 2023, perguntei como estava. Ela respondeu: "Ainda estou sozinha, mas muito feliz. Descobri que não preciso de ninguém para me fazer feliz. Não dependo de ninguém para construir um mundo em que quero viver e me sinto realizada. Jamais pensei que tantas coisas boas aconteceriam para mim depois que conseguisse

---

44 GOES, J. **Esqueça sua melhor versão**: redescubra seu valor, abrace sua singularidade e tenha orgulho de quem você é. São Paulo: Gente, 2024. p. 106.

lidar com aquela dor". Perceba que ela não queria dizer que jamais voltaria a ficar com alguém, mas que finalmente havia encontrado o caminho para a felicidade interior, e esse caminho independia de opiniões alheias e relacionamentos. Ao se sentir livre, ela estava feliz. E assim coisas boas começaram a acontecer.

Libertação é sinônimo de soltura, livramento, liberdade. Ao se permitir ser livre, você também criará espaço para ser mais autêntica, para seguir os próprios desejos e sonhos. E a construção do mundo perfeito começa com essa escolha consciente de se libertar do que prende você e abraçar a leveza de ser quem realmente é. Quero que você se sinta livre para desenhar um mundo que reflete a sua essência.

Mas como é esse mundo? Quais são as suas metas? O que você quer para a sua vida? Quais objetivos quer alcançar? Essas são algumas das perguntas sobre as quais você precisa refletir e sobre as quais vamos falar agora.

Existem dois caminhos possíveis para criar o seu mundo dos sonhos, mas eles convergem em apenas um: a retomada ou a criação de sonhos e objetivos. Em outras palavras, se você deixou de lado os seus sonhos e objetivos quando estava em meio à tempestade da dor emocional, chegou a hora de retomá-los. Se, no entanto, você sente que esse não é o caminho e que precisa deixar aqueles sonhos e objetivos no passado para planejar algo inteiramente novo, esse também é um caminho possível. Ou, então, é possível juntar o melhor dos dois mundos e retomar o que deixou no passado enquanto constrói novas conquistas para o futuro.

Quando contei a história sobre o Ano-Novo em que fiquei sozinha em casa, falei sobre o meu objetivo de construir um curso específico para mulheres. Porém, com a pandemia da covid-19 que se instalou em 2020, precisei deixar esse projeto na gaveta. Outras coisas aconteceram no meio do caminho e decidi que, mesmo depois que tudo voltou a ser normalizado, ainda não era hora de tirar esse projeto do papel. Comecei a fazer um planejamento, montei os passos pelos quais precisava passar e fui concretizando cada um deles até chegar o momento em que o evento aconteceu, três anos depois da ideia inicial. E foi maravilhoso!

Ali, decidi que queria retomar um projeto que estava em construção, mas em vários outros momentos criei novos projetos e dei passos para que estivesse cada dia mais em meu mundo perfeito. Estamos sempre construindo o lugar em que queremos viver. Por isso digo que existem diferentes caminhos que podem ser tomados, e o meu objetivo é que você escolha um deles ou ambos, retomando seus sonhos e suas metas, criando novos objetivos e priorizando a si mesma.

Exercício: Roda da vida

Na década de 1960, Paul J. Meyer desenvolveu uma ferramenta que seria muito importante para o desenvolvimento pessoal e que se perpetuaria ao longo das décadas: a roda da vida, uma representação das diferentes áreas que existem em nossa vida, como ambiente físico, saúde física, saúde mental, carreira, desenvolvimento pessoal etc. O seu objetivo era que o indivíduo, ao preencher a roda, pudesse dar uma nota para cada uma dessas áreas.[45] Aqui, porém, além de fazer esse movimento, traçaremos metas para cada uma dessas áreas.

---

45 MARQUES, J. R. Roda da vida: o que é e como funciona? **Instituto Brasileiro de Coaching**, Porto Alegre, 15 fev. 2023. Disponível em: www.ibccoaching.com.br/portal/coaching/conheca-ferramenta-roda-vida-coaching/. Acesso em: 2 jul. 2024.

Como o nosso objetivo é a construção do mundo perfeito, quero que você preencha a roda da vida com base nas orientações sobre cada pilar dela, apresentadas a seguir, e depois faça um exercício no qual deverá construir sonhos, objetivos e metas para cada uma das áreas.

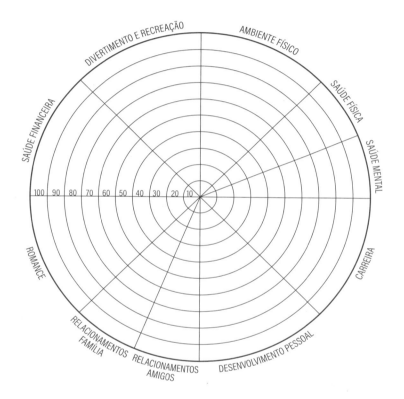

Ambiente físico

Aqui entram todos os ambientes que você frequenta e os objetos que usa em seu dia a dia, como a sua casa, os cômodos, os móveis dos quartos, os objetos de decoração e as roupas que utiliza. Enquadram-se também outros ambientes e objetos, como o local em que você trabalha e seu carro ou sua moto, por exemplo.

Quão satisfeita você se sente com este pilar? Se fosse dar uma nota de 0 a 100, em que 0 significa absolutamente insatisfeita e 100 significa completamente satisfeita, qual seria a nota?

A minha nota é: ____ .

Saúde física

Como você tem cuidado do peso, da alimentação e da prática de atividade física? Nesse pilar, considere também remédios, bebidas alcoólicas e o fumo.

Quão satisfeita você se sente com este pilar? Se fosse dar uma nota de 0 a 100, em que 0 significa absolutamente insatisfeita e 100 significa completamente satisfeita, qual seria a nota?

A minha nota é: ____ .

Saúde mental

Este pilar se refere ao controle emocional. Você se considera estressada, ansiosa, impulsiva, indecisa, nervosa, ciumenta, insegura ou depressiva? Teve crise de pânico ou outro tipo de transtorno de controle emocional nos últimos seis meses? Considere esses fatores para dar a sua nota.

Quão satisfeita você se sente com este pilar? Se fosse dar uma nota de 0 a 100, em que 0 significa absolutamente insatisfeita e 100 significa completamente satisfeita, qual seria a nota?

A minha nota é: ____ .

Carreira

Como é o seu trabalho? Você faz o que gosta de fazer? Qual é o seu grau de instrução? Fez faculdade, pós-graduação, mestrado ou doutorado? Busca cursos extracurriculares?

Ao analisar este pilar, você deve considerar tudo o que está relacionado à sua carreira, direta ou indiretamente.

Quão satisfeita você se sente com este pilar? Se fosse dar uma nota de 0 a 100, em que 0 significa absolutamente insatisfeita e 100 significa completamente satisfeita, qual seria a nota?

A minha nota é: ___ .

Desenvolvimento pessoal

Esta área diz respeito a você como pessoa, como ser humano. Quero que analise se busca algum tipo de curso ou formação de autoconhecimento e desenvolvimento pessoal, se possui algum tipo de religiosidade ou espiritualidade, se lê livros, se estuda novos idiomas etc.

Quão satisfeita você se sente com este pilar? Se fosse dar uma nota de 0 a 100, em que 0 significa absolutamente insatisfeita e 100 significa completamente satisfeita, qual seria a nota?

A minha nota é: ___ .

Relacionamento com amigos

Neste pilar, quero que você analise seus relacionamentos interpessoais com amigos e colegas. Com quantos amigos você pode contar se algo acontecer com você? Você costuma sair com os amigos e ter tempo de qualidade com eles? Vocês se veem, se falam e são confidentes? Ou você não tem amigos?

Quão satisfeita você se sente com este pilar? Se fosse dar uma nota de 0 a 100, em que 0 significa absolutamente insatisfeita e 100 completamente satisfeita, qual seria a nota?

A minha nota é: ___ .

Relacionamento com a família

Como é o seu relacionamento com mãe, pai, irmãos e filhos? Se vocês fazem um encontro familiar e você é a última a chegar, como é a reação dos seus familiares? Eles acham indiferente o tempo que você esteve fora ou ficam tristes por não terem passado mais tempo ao seu lado? Você é bem-vinda?

Quão satisfeita você se sente com este pilar? Se fosse dar uma nota de 0 a 100, em que 0 significa absolutamente insatisfeita e 100 significa completamente satisfeita, qual seria a nota?

A minha nota é: ____.

Romance

Como está a sua relação interpessoal com um companheiro ou uma companheira? Caso esteja em um relacionamento, vocês estão juntos há quanto tempo? Saem juntos para jantar fora e ter tempo de qualidade? Viajam? Têm relações sexuais frequentemente ou só de vez em quando? Vocês costumam conversar ou o diálogo não está presente?

Quão satisfeita você se sente com este pilar? Se fosse dar uma nota de 0 a 100, em que 0 significa absolutamente insatisfeita e 100 significa completamente satisfeita, qual seria a nota?

A minha nota é: ____.

Saúde financeira

Este pilar conecta-se à quantidade de bens materiais que você tem e ao seu patrimônio total, bem como salário e outros ganhos financeiros. Pense também se você consegue investir dinheiro no fim do mês ou se gasta tudo e possui dívidas.

Quão satisfeita você se sente com este pilar? Se fosse dar uma nota de 0 a 100, em que 0 significa absolutamente insatisfeita e 100 significa completamente satisfeita, qual seria a nota?

A minha nota é: ___ .

Divertimento e recreação
Considero essa área a mais interessante, porque é dela que muitas pessoas se esquecem. Algumas pessoas se divertem trabalhando. Outras, fazendo atividade física. Entretanto, aqui não estamos falando sobre um ou outro. A diversão envolve ter tempo para dar risadas, se divertir verdadeiramente, sem se preocupar com outras áreas da vida. Entra em diversão ações como ir à praia, fazer viagens que não sejam a trabalho, ir ao cinema ou assistir a um filme em casa, se divertir com os filhos ou amigos, praticar um hobby de que gosta muito etc.

Quão satisfeita você se sente com este pilar? Se fosse dar uma nota de 0 a 100, em que 0 significa absolutamente insatisfeita e 100 significa completamente satisfeita, qual seria a nota?

A minha nota é: ___ .

Preenchendo a roda da vida
Com isso em mente, chega de deixar a vida levar você, assim como Zeca Pagodinho canta em sua música. As rédeas estão em suas mãos. Por isso, quero que você preencha a roda a seguir, pintando cada uma das partes com a nota que deu para cada área da sua vida.

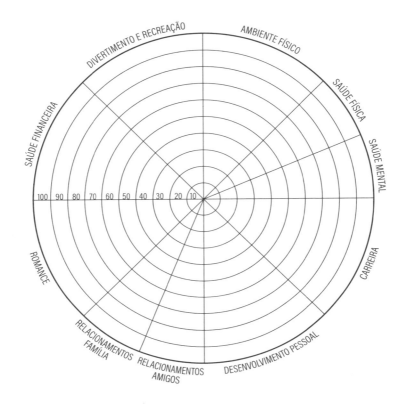

É hora de construir os passos em direção ao mundo perfeito

Levando em conta as notas que deu para cada um dos pilares, quero que perceba quais áreas precisam de mais atenção e urgência e quais podem acomodar prazos mais longos para os seus objetivos.

Como está a sua roda da vida? Será que você está dando mais atenção só para uma ou outra área e se esquecendo das demais? Pensando sobre isso, quero que estabeleça objetivos e sonhos para cada área e faça um planejamento detalhado para cada uma delas, com passos pequenos e factíveis que a levarão aos objetivos maiores.

Por exemplo: se o seu objetivo é planejar uma viagem em família no pilar ligado à diversão, você deverá fazer o exercício da seguinte maneira:

> **Divertimento e recreação**
> *Sonho ou objetivo:* planejar uma viagem em família.
> *Metas:*
> 1. Pesquisar lugares para os quais poderíamos ir;
> 2. Conversar com meus familiares sobre os possíveis destinos e definir para onde iremos;
> 3. Montar um planejamento financeiro de gastos para que eu possa me preparar;
> 4. Guardar dinheiro todos os meses para que a viagem aconteça;
> 5. Pesquisar roteiros e lugares a que podemos ir;
> 6. Fechar hotel, passagens e demais passeios;
> 7. Planejar a mala e o que eu gostaria de levar.

Esse é só um exemplo, mas quero que você vá além. Caso o espaço que deixei a seguir não seja suficiente, use uma folha separada ou seu celular. E lembre-se: priorize as menores notas, mesmo que com objetivos pequenos. A ideia é que você se movimente em todas as áreas para subir gradativamente a nota de todas elas.

Divertimento e recreação
Sonho/objetivo: _____
Metas: _____

Ambiente físico
Sonho/objetivo: _____
Metas: _____

Saúde física
Sonho/objetivo: _____
Metas: _____

Saúde mental
Sonho/objetivo: _____
Metas: _____

Carreira
Sonho/objetivo: _____
Metas: _____

Desenvolvimento pessoal
Sonho/objetivo: _____
Metas: _____

Relacionamentos com amigos
Sonho/objetivo: _____
Metas: _____

Relacionamentos com a família
Sonho/objetivo: _____
Metas: _____

Romance
Sonho/objetivo: _____
Metas: _____

Saúde financeira
Sonho/objetivo: _____
Metas: _____

Agora que você aprendeu com tudo o que aconteceu e enxerga o que foi bom e o que foi ruim, pode dar outro valor à sua vida, enxergar novas possibilidades e sensações e descobrir uma nova razão para viver. São as pequenas mudanças que farão a diferença. Acredite quando digo isso. Uma vez que conseguir dar o primeiro passo e concretizar um objetivo, você sentirá que está caminhando cada dia mais em direção ao mundo perfeito que quer construir para si mesma.

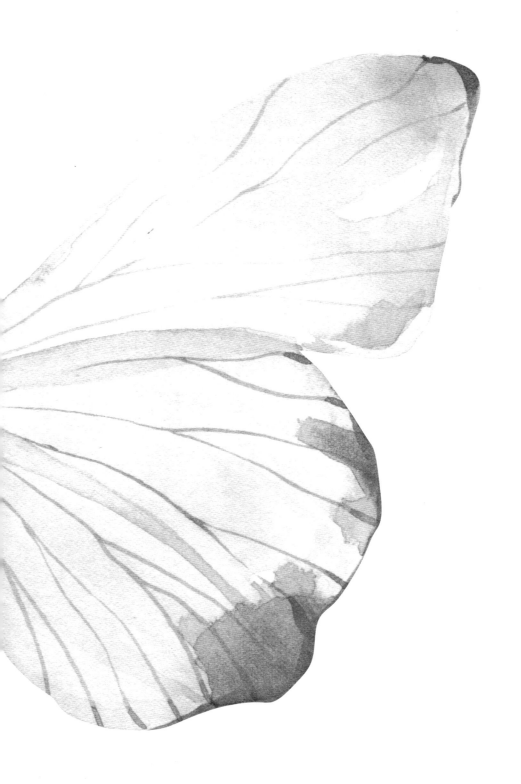

10

Resgate a sua felicidade

Vivemos e viveremos altos e baixos. A vida é uma roda-gigante que alterna subidas e descidas, topos e vales. Em alguns momentos, tudo estará alinhado e teremos dias bons, sorrisos e felicidade. Em outros momentos, aparecerão os desafios, as dificuldades e as lágrimas. Esses são os ciclos da vida, e isso é ser humano. É preciso entender que essa inconstância faz parte do processo e que o aprendizado, em geral, acontece nos momentos mais difíceis.

Os desafios são como uma catapulta para a mudança: você é puxado para trás, segura firme, sente medo, mas, quando é lançado, vai muito mais longe. Aqui está o aprendizado. Entre essa inconstância, uma certeza que podemos levar em nosso coração é: não temos controle de nada, a não ser das nossas atitudes.

Em 2009, quando eu e o Júlio tínhamos descoberto que não poderíamos ter filhos, perdi completamente o chão, como comentei em outros momentos deste livro. Comecei a me sentir desconectada de tudo de que gostava, sentia que não me encaixava mais no mundo. Andava triste pela casa, tentando entender o sentido de tudo.

Para encontrar respostas, precisei percorrer uma longa jornada interna, o que aconteceu em um curso de autoconhecimento, em que aprendi a realizar sonhos de modo estruturado, tirando-os da mente e transformando-os em metas e objetivos (além de aprender como atender como coach e resgatar aquele sonho que existia quando era criança). Durante esse processo, fiz um exercício que me marcou para sempre. A proposta era a seguinte: "Feche os olhos e imagine que você está frente a frente com a criança que um dia já foi. Chegue perto dela, dobre os joelhos para estar na mesma altura e diga: 'Veja, eu cresci. Agora sou adulta, mas quero me conectar com você! O que você acha que está faltando para mim hoje? Qual conselho me daria?'".

Ali, de olhos fechados, consegui ver perfeitamente a Mirian criança. Era uma menina feliz, animada, que tinha sonhos e objetivos muitos claros e que amava brincar, estar perto de pessoas e da liberdade que existia na vida. Essa criança, me encarando nos olhos, disse: "Mirian, volte a ser feliz. Volte a ser feliz, a ser aquela criança engraçada e alegre que nós sempre fomos". Fiquei paralisada. Como assim "volte a ser feliz"? Eu já era feliz, não era?! Em alguns momentos, sim, mas, lidando com a dor emocional de não poder ter filhos, talvez eu tivesse perdido um pouco dessa sede de viver e encontrar a felicidade mesmo que nos pequenos detalhes. O que havia acontecido comigo?

Depois do fim do exercício e do curso, a resposta da minha criança ficou martelando em minha mente. Todos os dias, eu acordava e adormecia pensando no que precisava fazer para voltar a ser feliz, engraçada e alegre. Queria resgatar a alegria de viver, mas não fazia ideia de como fazer isso.

Crianças têm uma visão naturalmente alegre da vida. Estão sempre dispostas a se divertir. É um olhar inocente e descomplicado diante do mundo, e isso as protege das preocupações e dos desgastes. Elas não ruminam sobre o passado, não se preocupam com o futuro e vivem o presente como se fosse a maior dádiva recebida diariamente – e realmente é. Essa é uma das razões pelas quais as crianças experimentam a alegria genuína, sem amarras e preocupações. É a capacidade de se maravilhar com as pequenas coisas. Se enxergamos o mundo com olhos curiosos, encontramos beleza e magia em tudo que é simples, o que faz com que sejamos autênticas e verdadeiras a todo momento.

Quando cheguei a essas conclusões, tive um momento de clareza. Se estava desconectada da minha criança e ela pediu que eu voltasse a ser feliz, precisava revisitar o meu passado e entender em quais momentos eu me sentia assim – quando me sentia livre e realizada, quando conseguia verdadeiramente exercer a minha liberdade de ser criança. Foi então que percebi que adorava ir ao Playcenter, um parque de diversões que ficava na cidade de São Paulo. Quando meus pais levavam meus irmãos e a mim para lá, eu me sentia muito feliz. Me sentia livre e sem preocupações, sorria o dia inteiro, com a adrenalina lá no alto e vivendo meus melhores momentos. Eram lembranças muito felizes, e eu precisava resgatar aquilo.

Foi aí que tive a ideia de ir para a Disney. Comentei com o Júlio que queria fazer essa viagem para resgatar a criança que eu havia sido um dia, e ele topou essa empreitada comigo. Hoje, tenho o privilégio de falar que consegui visitar os parques algumas vezes, e não posso explicar o quanto isso mudou a minha vida e resgatou a minha felicidade. Meu marido e meus amigos, inclusive, falam que nas fotos que tirei durante essas experiências estou com o sorriso de Duchenne, o "sorriso verdadeiro" de quem realmente está feliz e satisfeito. Todas as vezes que consigo resgatar a criança livre que existe em mim, consigo também expressar meu sorriso mais genuíno.

Veja, meu argumento aqui não é que você planeje uma viagem para a Disney. Infelizmente, sei que nem todas as pessoas têm essa oportunidade. O que quero é propor que você faça esse mesmo resgate de autocuidado consigo mesma. Quando decidi encarar a minha criança e perguntar a ela o que faltava, recebi a resposta que buscava. Ela me pedia para voltar a ser feliz e livre, e foi o que eu fiz.

Então, quero que feche os olhos e conduza o exercício da criança que comentei anteriormente, perguntando a ela qual conselho lhe daria neste momento. Quero que escute a resposta com atenção e tente internalizá-la. Depois, quero que procure pequenas ou grandes atitudes que poderia ter para se aproximar da resposta que recebeu. Ao buscar essas respostas, meu incentivo é que você vá atrás dos seus sonhos e se conecte com o autocuidado e com a essência da felicidade que existe dentro de você, assim como eu fiz.

Hoje, posso falar que realizei muitos sonhos que tinha quando era criança e continuo realizando tantos outros. Depois de ir pela primeira vez à Disney, tive o privilégio de revisitar o parque em outros momentos, inclusive tornando real, em 2018, o grande sonho de levar todos os meus sobrinhos comigo para nos divertirmos muito. Em 2015, estava em um momento de reencontro comigo mesma e também realizei o sonho de fazer o Caminho de Santiago de Compostela, que foi um divisor de águas na minha formação como pessoa, e até escrevi um livro sobre essa experiência.

Para quem não conhece o Caminho, ele é uma das mais famosas rotas de peregrinação do mundo. Compostela fica na Galícia, Espanha, e acredita-se que está enterrado ali o apóstolo Santiago Maior, um dos seguidores de Jesus Cristo. Na ocasião, o Júlio e eu escolhemos fazer o caminho francês: iniciamos em Roncesvales e terminamos em Compostela, em uma caminhada que passa pelas mais variadas paisagens, como montanhas, vilarejos, florestas e cidades históricas. É realmente uma experiência memorável. Acima de tudo, é uma jornada espiritual de autoconhecimento e compreensão. Não consigo nem descrever em poucas palavras o que os mais de 700 quilômetros caminhando significaram para a minha cura emocional.

Nesses tantos dias andando, acordávamos antes do nascer do sol para iniciar a peregrinação e parávamos por volta das 14 horas. Então, diariamente, depois de me trocar, eu ia aguardar o Júlio e um amigo nosso na parte de fora do local onde havíamos dormido. Ao olhar a paisagem, existiam duas possibilidades: olhar para trás e ver o nascer do sol, ou olhar para a frente, em direção aos próximos lugares que visitaríamos até chegar em Compostela. Dia após dia, eu parava, olhava o nascer do sol e depois pensava: *Mirian, você veio lá de trás. Subiu o morro, desceu o morro. Não foi fácil, mas também não foi difícil. Você chegou até aqui, e agora é hora de seguir em frente! Muitos altos e baixos ainda virão, mas você seguirá em frente em todos eles.*

Foi nesse momento que o Júlio tirou uma das minhas fotos preferidas. Eu estou olhando para trás, para o nascer do sol e todo o caminho que havíamos trilhado até então. É uma foto poderosa, que me lembra exatamente de onde vim e aonde cheguei. E quero que você utilize essa mesma analogia agora para a sua vida: você teve momentos frustrantes e difíceis, mas teve outros de alegria, de felicidade. Não importa quais sejam os momentos que viveu, você pôde superá-los. Conseguiu passar por coisas difíceis e chegou até aqui. Está viva, está bem. Por que não abraçar a paz e a leveza de viver?

Também realizei muitos outros sonhos ao lado do meu marido. Construímos a vida que sempre gostaríamos de ter e estamos, a todo momento, renovando o nosso amor mesmo sem ter filhos. Se eu consegui realizar tudo isso, você também consegue, mesmo que a partir de objetivos diferentes, que trarão realização para *você*.

A partir de agora, você precisa fazer como eu fiz e olhar para a frente. Precisa aceitar o que passou. Acredite em si mesma; é possível dar esses passos. Caso você ainda esteja em dúvida sobre tudo o que vimos até aqui e sinta que não é possível avançar, quero provar que essas dúvidas são irreais e estão apenas na sua mente, tentando impedir você de ser feliz por medo de enfrentar o novo, sem saber que pode existir algo precioso no fim da jornada.

Em 2011, a Marcela Miranda, também conhecida como "Tia do Inglês", fez um curso em nossa empresa e até hoje fico emocionada quando ela conta que passar por esse processo mudou completamente o que ela sentia e a maneira como trabalhava. Vinda de uma família que passou por situações bem difíceis, ela precisou se libertar de dores muito intensas que lhe diziam que jamais poderia ser feliz e ter sucesso. Em 2013, também atendi a Juliana Goes, que havia participado do Big Brother Brasil e estava buscando respostas para se reencontrar depois dessa experiência. Ela tinha muitas dúvidas sobre quem era, sobre o que faria em seguida, e a ajudei a honrar a sua história e encontrar o seu próprio caminho. Por fim, sinto que vale comentar também sobre a Alê Vasques, que passou pela jornada PUVE e transformou sua vida levando um novo olhar para sua identidade.

São três mulheres poderosas e com histórias inspiradoras, que sofreram dores emocionais assim como eu e você, mas encontraram um caminho para a paz emocional. O ponto não é a fama ou ser conhecida, mas a simplicidade de entender que todas nós podemos nos conectar com a nossa essência e deixar o sofrimento no passado, para construir um futuro mais leve e feliz. E sei que isso pode ser difícil em muitos momentos, sei que dá vontade de desistir, mas eu acredito que você consegue. Por isso, para ajudá-la a construir uma jornada de mais autocuidado, quero propor um desafio de dez dias.

Exercício: Desafio do autocuidado
Iniciei este desafio lá em 2020, no primeiro dia do mês de março, para comemorar o Dia Internacional da Mulher. A minha proposta era incentivar outras mulheres a se cuidarem e se amarem mais, enquanto eu também colocava em prática na minha rotina o que estava propondo. Fiz isso durante os primeiros dias do mês e, de repente, o isolamento por conta da pandemia acabou entrando em vigor.

Apesar de ser um momento de muito medo, decidi continuar o desafio, recebendo inúmeros feedbacks de como ele havia sido importante para muitas mulheres que estavam dentro de casa e com medo. Quero propor algo parecido com o que fiz naquele momento, mas de modo reformulado, para que você possa colocar em prática o exercício sozinha em sua rotina. Todos os dias, volte a estas páginas e veja o que é preciso fazer. Não deixe de colocar em prática essas ações! Tenho certeza de que você se sentirá um pouco melhor a cada novo passo dado.

Dia 1: Vista-se para você
Para o primeiro dia, quero que você coloque a sua melhor roupa. Sabe aquelas peças que você guarda para momentos especiais? É hora de tirar a poeira e usá-las. Vista-se para você, sinta-se bem com sua melhor roupa.

Dia 2: Diga: "Eu sou maravilhosa!"
Depois de se arrumar, quero que tire um minuto para se olhar no espelho e falar com firmeza e poder: "Eu sou maravilhosa!". Repita isso pelo menos três vezes. Depois, ao longo do dia, sempre que passar em frente a um espelho, faça esse mesmo exercício, verbalizando caso esteja sozinha e mentalizando caso esteja com outras pessoas.

Dia 3: Faça o que gosta
Do que você mais gosta de fazer quando está em casa? O que traz felicidade para você? Dançar, cantar, ler um livro, caminhar, receber uma massagem, praticar atividade física, bordar? Pense sobre algo que a deixa muito feliz e faça isso hoje mesmo.

Dia 4: Deixe-se ser cuidada
Cuidamos muito das pessoas que estão perto de nós e nos esquecemos de cuidar de nós mesmas. Hoje é o dia de se deixar ser cuidada. É dia de cuidar de você! Escolha como prefere receber esse cuidado e coloque-o em prática. Pode ser uma visita à manicure, ao cabelereiro ou

à massagista. Não importa! Apenas escolha algo que demonstrará autocuidado.

Dia 5: Aceite-se
Somos seres individualizados, e cada pessoa tem suas diferenças. Você é única. Por esse motivo, hoje quero que olhe para si e para o seu jeito com carinho. Caso queira, escreva uma carta falando sobre o que admira em suas particularidades, ou mentalize essa mensagem e tire alguns minutos para se sentir bem consigo mesma.

Dia 6: Fale "xô" para a sujeira e "oi" para o autocuidado
Durante o banho, quero que separe um sabonete, um óleo corporal ou um creme para mandar embora toda a sujeira, todo o sofrimento ou toda a dor e fazer carinho em sua pele, demonstrando o quanto se ama. O amor-próprio é a melhor maneira de se curar e se sentir bem.

Dia 7: Crie novos hábitos
Novos hábitos dão espaço ao novo e fazem as engrenagens da vida rodarem novamente. A proposta para hoje é que você crie uma nova rotina de autocuidado. Pode ser acordar mais cedo, dormir mais tarde, praticar uma atividade física, fazer ioga, meditação etc. A escolha é sua!

Dia 8: Demonstre o seu amor
Uma ótima maneira de termos autocuidado é demonstrarmos amor pelas pessoas mais queridas de nossa vida. Muitas vezes, acabamos presos à rotina e à loucura do dia a dia e nos esquecemos de demonstrar esse amor. Por isso, quero que escolha de três a cinco pessoas que

verdadeiramente ama para enviar uma mensagem, fazer uma ligação ou demonstrar o seu carinho de alguma outra maneira.

Dia 9: Tenha uma manhã tranquila
Para a rotina de autocuidado de hoje, quero que tire um tempo para tomar um café da manhã tranquilo. Você pode fazer isso em casa, ao lado da sua família ou em um lugar de que gosta muito. Escolha um café da manhã saudável, apetitoso e gostoso e aproveite esse momento. Reflita sobre o seu dia, respire e sinta-se feliz e agradecida.

Dia 10: Planeje os próximos passos
No último dia do nosso desafio, quero propor dois planejamentos. O primeiro é destinado às atividades que você precisa desempenhar na próxima semana. Organização nos ajuda a sentir paz e bem-estar.

Depois, quero que faça um balanço de como foram os últimos dias de autocuidado e faça um planejamento para se manter nessa rotina. Se soubéssemos como o autocuidado é importante para o nosso bem-estar, jamais o deixaríamos de lado. Não negligencie o amor que você sente por si mesma.

**Para fecharmos, lembre-se: você não precisa dar passos longos.
Pode dar um passo pequeno de cada vez.
Um por dia. Não busque mudanças rápidas, não se desespere para que tudo mude do dia para a noite. É mais importante ir aos poucos do que não sair do lugar.**

Os desafios são como uma catapulta para a mudança.

@psicomirianpereira

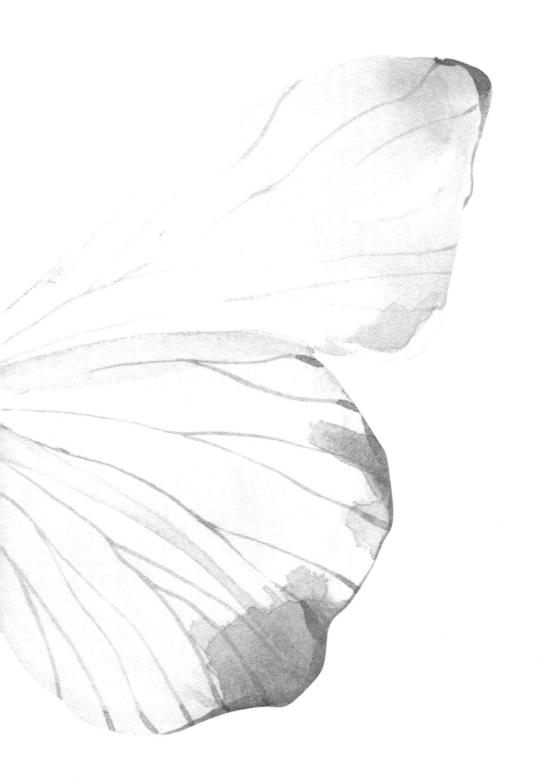

O seu momento de paz

11

Quero que você imagine a cena: um veleiro branco em um mar maravilhoso, água azul cristalina, temperatura amena e a minha silhueta encarando o nascer do sol de uma segunda-feira, comemorando o aniversário de 25 anos de casamento no mar da Sardenha, Itália. Um dos momentos mais especiais da minha vida. Sabe aquela sensação insubstituível de paz interior? Aquele momento em que parece que todos os planetas estão alinhados para que tudo dê certo e você se sinta perfeitamente bem?

Ali, fechei os olhos, respirei, refleti sobre tudo o que aconteceu na minha vida até então e tive uma certeza: eu estava no lugar certo e com a pessoa certa. Os planetas realmente estavam alinhados, e o meu coração, em paz. Essa é exatamente a sensação que quero que você termine o livro: paz, paz e paz.

Falei exaustivamente sobre o meu desafio de não poder ter filhos em vários momentos deste livro. Também abri meu coração e falei sobre outros obstáculos que encarei em minha jornada. O meu objetivo era lhe dar forças e mostrar que você não está sozinha. Muito pelo contrário. Estamos juntas – eu, você e todas as mulheres do mundo. Enfrentamos desafios, passamos por situações difíceis e, ainda assim, mesmo depois de cair, nos levantamos e damos a volta por cima.

Justamente por isso escolhi a cena do nascer do sol para iniciar o último capítulo do livro, que escrevo com muita emoção. Queria mostrar a você um dos momentos em que senti uma paz interior tão forte e poderosa, que parecia estar no lugar certo e no momento certo, mas também queria fechar a nossa jornada exatamente assim.

Sei exatamente o quão difícil é enfrentar uma dor emocional. Sei quão difícil é se encarar no espelho e saber que não estamos conseguindo sentir bem-estar. Mas também sei quão libertador pode ser chegar ao fim deste livro, depois de ter dado tantos passos quanto você deu. Você já é uma mulher maravilhosa e vitoriosa, e merece aplausos por isso. Portanto, aplaudo você aqui do outro lado. Me orgulha muito termos passado por tantas coisas juntas e saber, do fundo do meu coração, que você está caminhando cada vez mais em direção à paz emocional.

Em alguns momentos, será preciso mudar. Mas está tudo bem, isso faz parte da jornada, assim como Edson Marques fala em seu poema "Mude". Tomo a liberdade de reproduzir um trecho a seguir:[46]

> *Mude,*
> *mas comece devagar,*
> *porque a direção é mais importante que a velocidade.*
> *Sente-se em outra cadeira,*
> *no outro lado da mesa.*
> *Mais tarde, mude de mesa.*

---

46 MUDE, mas comece… – 18 jan. 2004. Vídeo (3min32s). 2013. Publicado pelo canal TV Cultura. Disponível em: www.youtube.com/watch?v=A2hk9jtL7WA. Acesso em: 4 jul. 2024.

Quando sair,
procure andar pelo outro lado da rua.
Depois, mude de caminho,
ande por outras ruas,
calmamente,
observando com atenção
os lugares por onde
você passa.

A partir de hoje, quero que você tome a decisão de mudar sempre que preciso para encontrar a felicidade que merece. Que bom que você não desistiu, que bom que chegou até aqui e confiou em mim. Sou eternamente grata por esse voto de confiança tão grande e por poder ajudar você a passar por esse momento tão difícil. Você deve se permitir ser leve e viver feliz para criar uma jornada que valha a pena.

Lembre-se de que, se você pode sonhar, pode realizar, como diz um dos lemas da Disney.[47] Quero que decida sorrir mais, viver mais leve, ser a pessoa que sempre imaginou e aquela que tem orgulho do caminho trilhado.

Vá ser feliz, você merece.

---

47 SE você pode sonhar, você pode fazer. **Pensador**, s.d. Disponível em: www.pensador.com/frase/NjI3NTk/. Acesso em: 12 ago. 2024.

Este livro foi impresso
pela Edições Loyola em
papel pólen bold 70 g/m²
em novembro de 2024.